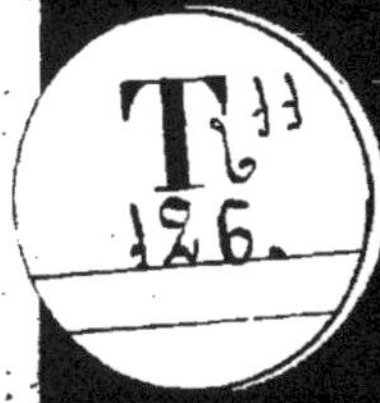

DE LA

RECHERCHE

DU

Signe certain de la Mort

ET DE

L'UNITÉ DE LA VIE

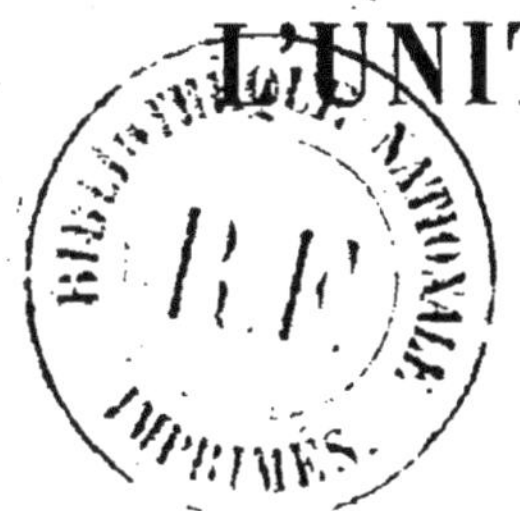

THÈSE

DE

DOCTORAT EN MÉDECINE

Préparée pour être soutenue devant la Faculté de Médecine de Toulouse

PAR

Pierre-Thadée COLLONGUES

Né à Paris, le 5 mai 1861, décédé à Vichy, le 22 février 1893.

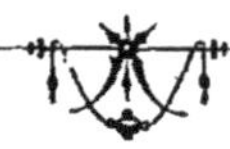

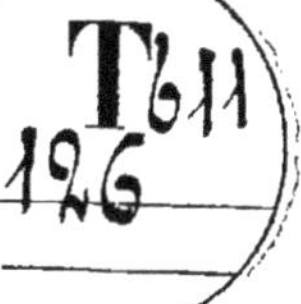

CUSSET

Imprimerie J. Arloing & M. Bouchet

1893

PREMIÈRE PARTIE

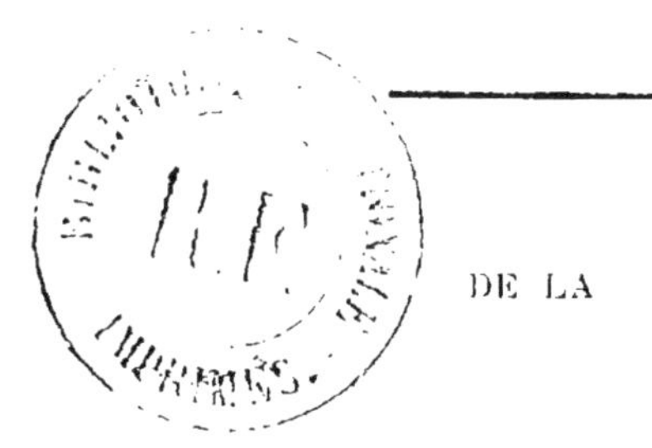

DE LA

RECHERCHE

DU

GNE CERTAIN DE LA MORT

PRÉLIMINAIRE

La Bioscopie dynamoscopique a pour but l'observation de la vie étudiée par la gamme des sons musculaires bilatéraux perçus à l'extrémité des deux indicateurs. Elle sert à diagnostiquer l'intensité des deux courants nerveux entrecroisés de la vie animale cérébro-spinale qui animent les muscles des deux côtés du corps et à indiquer l'hémisphère cérébral qui est le plus fort de celui qui est le plus faible.

La Bioscopie dermoscopique a pour but l'observation de la vie étudiée par la différence hygrométrique de la secrétion cutanée bilatérale des deux mains chaudes. Elle sert à diagnostiquer l'intensité des deux courants nerveux non entrecroisés de la vie du grand sympathique qui animent les glandes sudoripares des deux côtés du corps et à indiquer le côté qui se nourrit le plus de celui qui se nourrit le moins.

Dans une question aussi délicate et aussi difficile que celle du diagnostic de la mort réelle dans les 24 heures qui suivent le décès nous avons pour but de vulgariser les deux signes spéciaux qui sont la conséquence des découvertes dues aux patientes recherches du Docteur Collongues mon père. Nous avons pris ensemble après la mort des animaux et de l'homme de nombreuses observations qui feront l'objet de notre présente démonstration.

Pour trouver le signe de la mort ne faudrait-il pas d'abord trouver le signe de la vie ?

Comment doit-on envisager le passage de la vie à la mort ?

La mort, ce voyage dans de lointains pays d'où l'on ne revient plus dit Shakspeare, la mort n'est jamais un changement subit, mais bien une transition graduée de la vie active à la vie latente qu'on peut appeler souvent une mort apparente ; ce n'est qu'à ce dernier état que succéde la mort réelle. Nous croyons que la solution de ce problème dépend des recherches de plus en plus profondes des phénomènes qui se rattachent aux manifestations intimes du système nerveux central et périphérique. Nous étudierons avec la dynamoscopie et la dermoscopie les lois nerveuses du cerveau de la moelle et du grand sympathique. Ce n'est qu'en nous rapprochant de plus en plus du mode d'innervation de tous les organes que nous élargirons le cadre des signes de la mort. Nous connaissons la physiologie du poumon et l'hématose ; nous apprécions les battements du cœur et du pouls ; nous jugeons de la vie du poumon et du cœur par les phénomènes de l'auscultation de la percussion et de l'analyse chimique de l'air et du sang ; mais nous n'avons point le secret du je ne sais quoi qui circule et anime le cerveau la moelle le grand sympathique le pneumogastrique les ganglions nerveux pulmonaires cardiaques et abdominaux. C'est à cause de cette incertitude qu'il nous est permis de faire une théorie médicale en rapport avec les faits nouveaux de la dynamoscopie et de la dermoscopie. Nous croyons pouvoir rattacher la théorie dynamoscopique et dermoscopique à l'étude du système nerveux cérébro rachidien et du grand sympathique et en même temps souder cette manière de voir avec les doctrines du passé et de l'avenir. La doctrine de la force vitale n'a pu résister à la période moderne. Pourquoi ne trouverions nous pas dans la dynamoscopie et la dermoscopie le commencement d'une nouvelle doctrine capable de satisfaire les besoins de la science avenir ?

Dans nos modestes travaux nous saluons avec respect toutes les illustrations de la Faculté de Paris, de l'Ecole de Montpellier et de la Faculté de Toulouse. Nous désirerions toutefois que les travaux de dynamoscopie et de dermoscopie fussent sous la tutelle et sous le patronage de l'Ecole de Toulouse, car c'est dans cette ville, à l'abri de la bienveillance des maîtres de cette Ecole que mon père et moi avons trouvé un appui un soutien et des protecteurs.

Nous savons à l'aide de l'auscultation pulmonaire de Laennec comment se produisent les sons normaux et anormaux du poumon sain ou malade. Nous savons par les travaux de Corvisart, de Bouillaud, de Beau, de Barth et Roger, de Rouannet, comment se déroulent les bruits du cœur en systole et en diastole ; mais nous ne pouvons pas pénétrer les secrets qui rattachent le mécanisme du cœur à l'action du système nerveux. Claude Bernard a fait de grandes découvertes sur le cerveau, les nerfs cérébro-rachidiens, le grand sympathique, les nerfs réflexes, les vaso-moteurs, mais il n'a pu découvrir les courants et le mode d'action qui font agir le système nerveux. L'influx nerveux nous est inconnu malgré les recherches de Dubois-Raymond, de Longet, de Claude Bernard, de Brown-Séquard. Nous pensons que l'étude mathématique des vibrations musculaires dynamoscopiques et de la sécrétion cutanée dermoscopique va faire faire un pas à la question du mouvement nerveux dans l'ensemble de l'organisme et que nous trouverons le signe de la mort dans l'arrêt du travail de l'innervation, soit sur les muscles, soit sur les glandes sudoripares. Si nous ne saisissons point l'influx lui-même, nous en trouverons les lois et avec celles-ci la manière d'agir du système nerveux sur les organes et les sécrétions. Nous appellerons force nerveuse, ou courant nerveux, ou vibration vitale, la source première de tout mouvement dans l'organisme. L'arrêt de cette vibration, *signe certain de la mort*, se manifeste sur le poumon par l'asphyxie, sur le cœur par la syncope, sur le cerveau par l'apoplexie. Nous établirons ainsi trois grandes classes de mort : 1re classe, la mort du poumon ou asphyxie ; 2me classe, la mort du cœur ou syncope ; 3me classe, la mort du cerveau et des nerfs ou apoplexie. Il n'y a pas d'autre succession dans le phénomène de la mort arrivée soit naturellement soit accidentellement. L'arrêt de l'une de ces grandes fonctions entraîne celle de l'autre, sorte de syndrome inextricable qui vient d'un côté ou de l'autre par le poumon le cœur ou le cerveau. La mort réelle commençant par l'asphyxie, est suivie de la syncope et puis de l'apoplexie, ce qui signifie que la mort arrête d'abord le poumon puis le cœur et en dernier lieu le cerveau ; ou *vice versâ*.

L'auscultation pulmonaire révèle l'arrêt du poumon de la respiration et de l'oxydation du sang ; l'arrêt du cœur se trouve indiqué par la cessation des bruits cardiaques à l'auscultation ; l'arrêt du pouls désigne l'absence de circulation artérielle ; l'arrêt du cerveau et de la moelle et du grand sympathique se trouve caractérisé par la cessation graduelle du bruit de vibration musculaire dynamoscopique et par la terminaison graduée de la sécrétion cutanée dermoscopique. Nous pouvons assister ainsi au dernier moment de la vie nerveuse. Nous n'avons point la prétention de fournir la preuve visible de la vibration vitale, mais nous savons par la dynamoscopie que les muscles ne vibrent que par la puissance de l'agent nerveux qui les anime. Nous savons que les glandes sudoripares ne sécrètent la transpiration sensible ou insensible que par l'intermédiaire du même agent nerveux qui les produit, or ces deux actions nerveuses étudiées bilatéralement et séparément ont les mêmes lois mathématiques et les mêmes intervalles rythmés ; cela nous suffit pour croire à l'unité de la force qui anime tout le système nerveux en coordonnant la vie de toutes les fonctions de toutes les organes et de tous les appareils organiques. Cette unité a pour centre un excitateur et un régulateur : le foyer cérébro-spinal. Elle tient en son pouvoir toutes les forces physiologiques, véritable principe vital de l'unité nerveuse, chimique, électrique, histologique ; elle est l'harmonie dans l'organisme en action, malgré la divisibilité de la matière de la cellule et des forces qui y circulent. Sans elle la matière organique ne posséderait point le mouvement coordonné. La vibration nerveuse centrale rayonne partout avec les nerfs de la vie animale et de la vie organique ; et la vie ne peut exister que par le système nerveux qui rétablit l'accord dans le désaccord et l'équilibre dans le déséquilibre.

DIVISION DU SUJET :

CHAPITRE Ier. — *De la mort apparente et des maladies qui peuvent la produire.*

1° De la mort apparente par asphyxie.

Asphyxie en général. — Asphyxie par submersion. — Asphyxie par strangulation pendaison et suffocation. — Asphyxie par air confiné. — Asphyxie des nouveaux nés.

2° De la mort apparente par syncope.

3° De la mort apparente par apoplexie.

CHAPITRE II. — *Des signes de la mort.*

Discussion des signes de la mort.

La question des signes de la mort réelle reste ouverte pour les Médecins qui cherchent à constater le décès dans les 24 heures qui suivent la mort.

CHAPITRE III. — *Deux nouveaux signes de la mort.*

Le signe dynamoscopique et le signe dermoscopique.

1° Observations prises après la mort par la méthode dynamoscopique. — 2° Observations prises après la mort par la méthode dermoscopique.

CHAPITRE IV. — *De la nécessité de fonder des chambres mortuaires et d'appliquer les méthodes dynamoscopique et dermoscopique à la constatation des décès.*

CHAPITRE Ier

De la Mort apparente et des Maladies qui peuvent la produire.

Qu'est-ce qu'on entend par mort apparente ?

On veut dire qu'un homme a l'aspect de la mort et qu'il est susceptible du retour à la vie.

Dans certains états la vie peut ne pas être éteinte et malgré cela tous les efforts rester infructueux sans qu'on puisse faire revenir la personne aux manifestations de la vie ordinaire. On connaît la résistance des grains de blé qui enfermés dans des momies depuis six mille ans ont germés comme du blé ordinaire. Il y a des espèces inférieures d'animaux qui présentent sous ce rapport les phénomènes les plus remarquables. Balbiani a noyé des hannetons les a desséchés au soleil et les a ramenés à la vie après cinq jours d'immersion. Vulpian a empoisonné avec le curare des grenouilles des salamandres ; ces animaux sont restés plusieurs jours à l'état de mort apparente, puis sont revenus à la vie. De tout temps on a cru à la mort par léthargie et aux enterrements prématurés ; les journaux relatent des faits de personnes qui ont été sur le point d'être enterrées vivantes ; on cite comme authentique celui d'une jeune femme de Morlaix enterrée vivante.

Les médecins qui ont étudié et approfondi la mort apparente sont nombreux dans le passé dans le présent et nous croyons qu'il y en aura beaucoup dans l'avenir ; nous citerons les plus connus : Winslow, Bruhier, Louis, Deschamp, Josat, Bouchut, Collongues, Parrot, Depaul, Tourdes, Girbal, Delaborde, Bénard ; tout cela prouve la nécessité d'une observation des plus sérieuses dans la pratique de la constatation des décès.

1° De la mort apparente par asphyxie. — De l'asphyxie en général.

Sous le nom d'asphyxie on comprend l'arrêt des phénomènes de fonctionnalité respiratoire dans les poumons. Les deux temps de la respiration qui sont l'inspiration et l'expiration ne sont plus visibles par le soulèvement et l'abaissement des côtes ; une lumière appliquée sur la bouche ne vacille plus ; le médecin n'entend plus à l'auscultation pratiquée en avant ou en arrière du thorax les bruits de vésicule pulmonaire les souffles et les râles qui indiquent la fonction respiratoire vivante. Tout l'appareil est silencieux, muet, complètement arrêté. Telle est l'asphyxie. Or, de toutes les causes de mort apparente, c'cst la plus fréquente, selon Tourdes et Josat.

Claude Bernard a montré que le sang veineux asphyxié devient moins apte à se combiner avec l'oxygène. Quand le sang noir pénètre les capillaires et les organes des reins et du foie il y a suppression de sécrétion urinaire et sucrée. La dermoscopie prouve qu'il n'y a pas suppression cutanée. Il y a abaissement de température. Les battements du cœur diminuent et s'affaiblissent d'une façon trés considérable. Les ventricules s'arrêtent avant les oreillettes. Bichat admet que l'arrêt du cœur dans l'asphyxie vient de la paralysie que le sang noir produit sur les fibres myocardiques. L'acide carbonique est un stupéfiant du cœur et tous les muscles diminuent de contractilité lorsqu'ils sont plongés dans l'acide carbonique. La respiration ayant cessé le cœur bat encore. La mort apparente qui conduit à la mort réelle commence donc par l'asphyxie et l'arrêt de la respiration. La sensibilité diminue jusqu'à disparaitre complètement ; cette disparition, comme tout ce qui touche à la force nerveuse, ne se fait que lentement et graduellement ; elle cesse, soit avant, soit après la cessation des battements du cœur ; elle se produit de la periphérie au centre tout comme le bruit de vibration musculaire dynamoscopique. Toute action anesthésique a plusieurs manières de s'expliquer : 1° par l'intoxication d'acide carbonique ; 2° par la diminution extrême des contractions des muscles du cœur ; 3° par l'abaissement considérable de l'amplitude et du nombre des vibrations du cerveau et de la moelle, des nerfs cérébro-rachidiens et du grand sympathique. Il est démontré que le bulbe conserve le dernier sa fonction ; or, c'est à son action que se rattache le pouvoir de l'acte respiratoire. Chez l'animal asphyxié disparaissent les impulsions volontaires tout d'abord, et puis les mouvements involontaires des membres, du tronc, du diaphragme et du cœur.

A quel moment l'asphyxie devient-elle incompatible avec la vie ? Cela dépend du genre d'asphyxie. Claude Bernard renferme sous cloche un oiseau qui épuise peu à peu l'oxygène de l'air ; cet oiseau est sur le point de mourir. On introduit sous la cloche un autre oiseau, ce dernier tombe foudroyé ; on ouvre la cloche, le premier oiseau revient à la vie et s'envole et le second reste mort. Le problème de la résistance à l'asphyxie est variable à l'infini. Les femmes ont plus de résistance vitale que l'homme et il semble qu'il faille tenir compte, pour connaître cette résistance, de la consommation habituelle d'oxygène que fait l'individu.

Il y a plusieurs genres d'asphyxie selon le mode d'intoxication intrinsèque ou extrinsèque à l'individu. Les asphyxies intrinsèques ne constituent pas les véritables asphyxies, telles sont les asphyxies suite de maladies comme la paralysie des inspirateurs, l'asphyxie par l'asthme le croup l'angine de poitrine l'empoisonnement par le curare. Les asphyxies extrinsèques sont les véritables asphyxies. Elles comprennent : 1° l'asphyxie par submersion ; 2° l'asphyxie par strangulation pendaison ou suffocation ; 3° l'asphyxie par air confiné et les gaz toxiques comme l'azote l'acide carbonique l'oxyde de carbone le chloroforme ; 4° l'asphyxie des nouveaux-nés.

Asphyxie par submersion.

Il suffit que les orifices respiratoires soient immergés un certain temps pour que la cessation de la vie résulte de l'empêchement physique apporté à l'entrée de l'air dans les poumons. La durée moyenne de la résistance à l'asphyxie est d'environ quatre minutes ; le cœur continue de battre pendant trois minutes après la cessation des mouvements respiratoires ; la syncope ne se produit donc qu'après l'asphyxie et après la syncope arrive l'apoplexie, c'est-à-dire l'arrêt de l'incitabilité cérébrale. La fin d'un submergé se fait par une syncope due subitement à une congestion cérébrale, soit que cette congestion résulte de la commotion par la chute dans l'eau, par l'impression de l'eau froide, par surprise, par frayeur, soit aussi par état d'ivresse ; l'asphyxie se produit aussi le plus souvent parce que les poumons ont reçu trop d'eau pour pouvoir s'en débarrasser par absorption par expectoration ou par vomissements.

L'épithélium broncho-vésiculeux devient insensible et impropre à l'hématose. La mort dans la submersion se produit par trois stades : la mort du poumon, du cœur et du cerveau.

Asphyxie par strangulation, pendaison et suffocation

La strangulation est un acte de violence comprimant les gros vaisseaux du cou, le tube laryngo-trachéal, les nerfs pneumogastriques et occasionnant la mort par la suspension de la respiration, de la circulation encéphalique et l'arrêt de la force nerveuse vibratile centrale. La strangulation peut se faire avec les mains, un lien, une courroie, un ruban, une serviette, un vêtement, le garrot, le tourniquet.

La pendaison est aussi un acte de violence dans lequel le corps pris par le cou dans un lien attaché à un point fixe est abandonné à son propre poids, exerce sur le lien suspendu par la partie antérieure du cou une traction qui tend à se rapprocher de la verticale et assez forte pour amener rapidement la mort. Celle-ci se produit par le même mécanisme que celui de la strangulation. Il n'y a presque pas de différence entre ces deux modes d'asphyxie ; il n'y en a qu'au point de vue médico-légal. Dans ces deux modes d'asphyxie, la face devient rouge, la tête brûlante, les oreilles sifflent, les yeux perçoivent des éclairs, les jambes pèsent extraordinairement, puis toute sensation disparaît, il y a syncope et perte de connaissance. A la perte de connaissance succède une période convulsive qui est caractérisée par d'effrayantes convulsions du visage, la contorsion du globe oculaire, la contraction de tous les muscles, principalement ceux des membres inférieurs ; la mort apparente précède la mort réelle pendant laquelle se produisent les relâchements des sphincters avec émission d'urine, matières fécales, et c'est au moment où la mort apparente a lieu que l'on ne doit pas se prononcer sur la mort réelle sans avoir consulté le signe dynamoscopique et dermoscopique. Le genre de mort dans la pendaison et la strangulation, se fait par le même procédé. Il y a d'abord asphyxie puis syncope et enfin apoplexie. Brière de Boismont et Jacquemin ont pu évaluer à environ dix minutes le temps nécessaire à amener la mort.

Asphyxie par suffocation.

Elle se caractérise par la perte soudaine de la respiration à la suite d'un obstacle apporté à l'hématose. Un accès de suffocation est une lutte désespérée contre la mort imminente par défaut de respiration ; le malade exprime une anxiété des plus vives ; il a soif d'air ; cette soif est d'autant plus grande que les mouvements du thorax se suppriment tout à coup ; la mort arrive par asphyxie, puis par syncope et enfin par perte de connaissance. Les mouvements convulsifs s'étendent des doigts à l'avant-bras, puis aux pieds, aux extrémités inférieures ; la face grimace, et cette sorte de mort témoigne d'un désordre effrayant dans le système nerveux. On ne devra se prononcer

cer pour établir la mort réelle que quinze heures après la cessation des battements du cœur, alors qu'il y a arrêt de tout signe dynamoscopique et dermoscopique. On peut dire que les causes qui président à la suffocation sont celles de l'asphyxie rapide. Dès que la suffocation se produit la dyspnée s'établit ; l'acide carbonique du sang ne peut plus être exhalé ; la cyanose s'étend partout ; le mouvement respiratoire cesse d'abord, le cœur perd son mouvement et enfin les convulsions éclatent, dernier mouvement violent du système nerveux qui va mourir et avec lui les réflexes disparaissent, la vessie et le rectum laissent échapper leur contenu, les muscles perdent peu à peu leurs dernières contractions fibrilaires, les sécrétions accomplissent peu à peu leurs dernières exhalations : c'est l'arrêt gradué de la vie et de toutes les forces nerveuses qui animent l'organisme. Les cas de morts foudroyantes finissent toujours de la même manière, les dernières expressions des fonctions vitales s'éteignent avec les dernières vibrations nerveuses, les dernières vibrations musculaires et les dernières vibrations glandulaires sudoripares.

Asphyxie par l'air confiné ou par les gaz toxiques.

Nous faisons une distinction dans les cas d'asphyxie par l'empoisonnement des vapeurs toxiques, comme le gaz des fosses d'aisance, le chloroforme, les vapeurs méphitiques, l'oxyde de carbone ; l'action de ces gaz ne constitue pas l'asphyxie, elle ne fait que compliquer la mort par l'intoxication de gaz toxique. La mort par fulguration n'est pas une mort par asphyxie. L'asphyxie par l'altération de l'air confiné se produit quand la respiration est libre. La mort survient après un temps qui peut être assez considérable, et on signale chez l'homme les symptômes suivants : maux de tête, nausées, envies de vomir, sommeil lourd, angoisse, vertiges et quelques fois délire furieux.

Lorsqu'on renferme un animal dans un espace confiné, il fait des efforts violents d'inspiration, comme si on l'étranglait. C'est l'asphyxie par arrêt de la respiration. Le cœur, dont les contractions ont suivi les mêmes péripéties, bat quelques instants puis s'arrête : c'est la période de syncope ; en même temps l'intelligence, la sensibilité et le mouvement l'abandonnent. Le train postérieur est le premier frappé de paralysie. Il n'y a pas de convulsions, l'animal s'éteint graduellement : c'est à ce moment que le bruit de contraction musculaire et que la sécrétion cutanée s'éteignent peu à peu pour se terminer plusieurs heures après la mort du cœur. L'air confiné est de plus en plus privé d'oxygène et de plus en plus riche en acide carbonique ; la mort se produit dans l'azote faute d'oxygène.

Asphyxie des nouveaux-nés.

On peut douter que l'enfant né en état de mort apparente, sans respiration, puisse vivre ; car pendant tout le temps qu'il reste dans cet état, il est l'image de la mort et cependant il est réellement vivant. Quels sont les signes qui permettront de reconnaître qu'il peut sortir de cet état et qu'on peut lui rendre le sentiment et le mouvement ? On ne peut pas demander ce signe à l'existence de la fonction pulmonaire, ce signe, on ne le trouve pas, puisqu'il n'y a ni inspiration, ni expiration. L'introduction de l'air dans les poumons ne se faisant pas, il y a absence des battements du cœur et de circulation même à l'auscultation cardiaque. Cet enfant nonveau-né a donc bien tous les signes de la mort apparente ; toutefois en pratiquant l'insufflation pulmonaire artificielle et en s'obtinant longtemps dans cette pratique, on voit le visage se changer, se colorer et puis l'enfant pousser un cri, la respiration s'accentuer, le cœur battre à l'auscultation, le pouls se dessiner et l'enfant recommencer à vivre. Dans cet état de mort apparente, l'enfant présente les signes d'une vibration dynamoscopique très forte et la production à la peau d'une sécrétion dermoscopique évidente. Tant que ces deux signes existent dans la mort apparente des nouveaux-nés il faut s'obstiner à poursuivre les moyens qui peuvent rappeler à la vie.

2° De la mort apparente par syncope.

On entend par syncope la suspension ou l'affaiblissement extrême des battements du cœur et du pouls. Les signes de la syncope sont : la pâleur du visage, la décomposition des traits, les paupières à demi-fermées montrant le blanc des yeux, la décoloration des lèvres, le froid des extrémités, l'extinction de la sensibilité, le relâchement complet de tous les muscles. Tout le corps s'affaisse, se couvre de sueur froide, le malade tombe, il a l'aspect d'un cadavre, l'œil éteint, la machoire inerte et avec cela pas de convulsions, de tremblements ni d'évacuations volontaires. Lorsque la syncope se prolonge est-on en présence de la mort apparente ou de la mort réelle ? Notez que nous supposons qu'il y a suspension complète des battements du cœur à l'auscultation et qu'il n'y a plus de pouls. Bouchut dans son traité des signes de la mort, en se basant sur des faits cliniques et sur dés faits d'expérimentation, de syncopes, provoquées sur des chiens par hémorrhagies abondantes affirme que, alors même que l'application de la main sur la région précordiale ne permettra plus de reconnaître les battements du cœur, l'on continue à percevoir à l'auscultation les bruits du cœur affaiblis et rares. Ce n'est que lorsque ces bruits viennent à cesser et au bout de cinq minutes que Bouchut conclut qu'on n'assiste plus, ni à une syncope, ni à une mort apparente, mais qu'on se trouve bien en présence d'une mort réelle. Les faits ont démontré que cette assertion de Bouchut n'était pas exacte ; nous ne pouvons donc pas nous arrêter à cette conclusion sans nous demander si cet habile observateur aurait ainsi conclu s'il avait étudié les bruits dynamoscopiques de l'auscultation précordiale après la mort.

Depuis le remarquable travail de M. Bouchut, couronné par l'Institut en 1849, Parot, dans sa thèse d'agrégation, a relaté des faits qui établissent que la vie est compatible pendant un temps assez long avec l'absence complète des battements du cœur à l'auscultation ; ce signe ne peut donc être rangé parmi ceux qui sont dits certains de la mort. Sont rangés de cette opinion : Depaul, Gilbal, Collongues, Bénard et tant d'autres auteurs. L'arrêt du cœur lui-même est-il un signe à l'aide duquel on puisse décider de la mort réelle et définitive? L'état de cette question se trouve ainsi placé sur un terrain plus vaste et élargit le diagnostic de la mort réelle et de la mort apparente. Voyons quel est le mécanisme de la syncope ? La syncope vient-elle de l'arrêt du cœur lui-même, ou cet arrêt du cœur vient-il de l'innervation qui lui est propre et dont l'origine est cérébro-rachidienne par les nerfs ganglionnaires du cœur. Y a-t-il, en un mot, suspension des fonctions cérébrales avant ou après la syncope ? Les fonctions cérébrales sont-elles subordonnées à la libre arrivée du sang au cerveau, ou bien les fonctions cérébrales sont-elles cause du mouvement du cœur en systole et en diastole ? Voici ce que Bichat écrit sur la mort par syncope, dans ses recherches sur la vie et la mort : « Toutes les fois que le cœur cesse d'agir, l'action cérébrale s'anéantit d'excitation. Toute la vie animale est subitement perdue. L'homme à l'instant où son cœur est mort, cesse d'exister pour ceux qui l'environnent, comme dans la rupture d'un anévrisme, d'une plaie au cœur et aux gros vaisseaux... C'est encore de cette façon que nous mourons dans les affections vives de l'âme. Un homme expire à la nouvelle d'un évènement qui le transporte de joie, ou qui le plonge dans une affreuse tristesse, à la vue d'un objet qui le saisit de crainte, d'un ennemi dont la présence le met en fureur. » Bichat conclut que c'est tantôt le cœur, tantôt le cerveau qui entraîne la mort.

Pour nous qui étudions cette question avec deux phénomènes nouveaux, la continuation des bruits dynamoscopiques et de la sécrétion dermoscopique après la mort, nous pensons que le cerveau finit peu à peu en ne produisant qu'une vibration vitale incapable de soulever les muscles et de produire le jeu des organes de la vie animale et organique.

D'après Cullen, les causes de la mort sont dans le cerveau et non dans le cœur ; la syncope n'affecte le cœur que secondairement. Bichat dit aussi que les passions agissent sur le cœur et non sur le cerveau ; n'est-ce pas là une grande erreur, car les passions sont des actes purement cérébraux. Piovry a fait des expériences pour démontrer contrairement à Bichat que la syncope loin de tenir à la suspension du cœur avait toujours pour point de départ le cerveau. Tout cela prouve les rapports intimes qui existent entre le cerveau et le cœur. Piovry dit aussi : il y a une influence tellement étroite entre le cerveau et le cœur, que c'est un cercle vicieux de cause à effet. Si le système cérébro-spinal suspend son influence sur le cœur, de suite ses battements sont moins forts et moins réguliers ; de là moins de sang sur la cerveau et moins d'intensité nerveuse sur le cœur ; excitez le cerveau par la position déclive et la syncope cessera et les battements du cœur auront plus d'énergie.

Les découvertes de Claude Bernard, en 1865, font connaître les effets d'excitation des nerfs pneumogastriques sur les ganglions intra-cardiaques et de l'influence de la moelle du cerveau et du bulbe sur la circulation et le cœur dans le syndrome de la syncope. Le cœur est un centre où viennent retentir toutes les actions nerveuses sensitives : toutes réagissent sur le cœur venant soit du centre cérébro-rachidien, soit des nerfs périphériques de la vie animale, soit des nerfs sympathiques de la vie végétative. Toutes ces actions conscientes ou inconscientes impressionnent le cœur ; le cerveau reçoit la première impression inconsciente, puis la seconde impression part du cœur et celle-ci est consciente ; la circulation se trouble et est cause d'une nouvelle pertubation cérébrale dont les conséquences occasionnent la perte des fonctions cérébrales. Le cœur est le plus sensible des organes de la vie végétative : il reçoit le premier de tous les influences cérébro-sympathiques. Le cerveau est le plus sensible des organes de la vie animale : il est le premier influencé par la circulation du sang. Il résulte de cette action réciproque, entremêlée, inextricable, que ces deux organes culminants de la matière vivante, sont dans des rapports incessants d'action et de réaction. Le cœur et le cerveau se trouvent dès lors dans une solidarité d'action réciproque des plus intimes, action qui se multiplie à l'infini, se resserrant d'autant plus que l'organisme devient plus développé et plus délicat. La syncope est en vérité un syndrome cérébro-cardiaque et cardio-cérébral.

La dynamoscopie et la dermoscopie prouvent que la vibration nerveuse est la dernière expression de la vie, démontrant que l'action cérébrale arrive première et dernière pour animer le cœur.

Dans les derniers reflets de la force nerveuse vibratile les dernières vibrations musculaires et les dernières sécrétions cutanées agissent comme le feu sous la cendre ; elles ne sont plus capables de redonner la vie et le mouvement à la machine qui s'éteint forcément peu à peu pour toujours. Les causes de la syncope se produisent dans toutes les maladies du cœur et de la circulation ainsi que dans toutes les maladies du cerveau de la moelle et des nerfs de la vie animale et de la vie organique.

3° De la mort apparente par apoplexie.

Le sens traditionnel du mot apoplexie signifie maladie subite des centres nerveux qui supprime la connaissance la motilité volontaire et la sensibilité avec persistance de la respiration et de la circulation. La distinction entre l'asphyxie la syncope et l'apoplexie est donc bien nette et bien établie. Telle est l'interprétation du sens apoplexie par Aretie et Paul d'Egine. Nepffer et F. Hoffman firent perdre au mot apoplexie son véritable sens et le désignèrent comme synonyme d'hémorrhagie cérébrale. Cela fut le point de départ d'une perpétuelle confusion. De nos jours l'erreur est plus complète encore puisque l'on admet l'apoplexie pulmonaire, rénale et splénique. Jacoud dit que ce sont autant d'hérésies, tant au point de vue de la tradition médicale que de non sens au point de vue de la précision terminologique. Non, dit cet éminent professeur, l'apoplexie n'est pas une hémorrhagie cérébrale, ni une lésion quelconque, l'apoplexie est la perte de connaissance et l'abolition de la contraction musculaire volontaire. Jaccoud restitue donc au mot apoplexie sa véritable signification. La dynamoscopie et la dermoscopie donnent complètement raison à l'interprétation de Jaccoud sur le sens donné au mot apoplexie. L'apoplexie pour nous n'est pas un phénomène physique, c'est un acte dynamique, c'est une vibration nerveuse vitale qui s'arrête dans une foule de maladies comme la léthargie, le coma, l'éclampsie, l'hystérie, la catalepsie et l'épilepsie. Nous entendons par apoplexie tout arrêt fluidique des fonctions excitatrices nerveuses de l'axe cérébro-spinal des nerfs de la vie animale et de la vie du grand sympathique. Au point de vue dynamoscopique et dermoscopique, c'est un arrêt de la force nerveuse vibratile centrifuge ou centripète. Cet arrêt seul, d'où qu'il vienne, en descendant ou en montant, peut déterminer la paralysie du cœur, des muscles, du cerveau, du poumon, de tous les organes. La mort apparente peut donc se produire par une cause simplement nerveuse comme dans la commotion cérébrale, dans la paralysie labio glosso laryngée ; par suite de grandes émotions, de lésions traumatiques purement nerveuses des centres ou des nerfs, par des sollicitations trop fortes du grand sympathique, par constriction testiculaire, par gastralgie, cardialgie, colique hépatique, néphrétique, ovarienne, de nature simple ou diathésique, comme le rhumatisme goutteux, l'hystérie, l'intoxication narcotique, chloroformique, paludéenne, alcoolique. Toute interruption dans le courant nerveux produit l'apoplexie, l'arrêt de la vie du poumon et du cœur et peu à peu celui de tous les muscles et celui de la sécrétion cutanée. Les causes de mort par apoplexie sont donc fort nombreuses et nous ne pouvons distinguer la mort réelle dans ce cas que par la disparition lente et graduée des dernières vibrations musculaires et glandulaires cutanées dans les quinze premières heures qui suivent le décès. Nous constatons que tous les auteurs qui se sont occupés des signes de la mort ont éludé la question des mouvements des nerfs transmis aux vibrations musculaires et aux dernières sécrétions cutanées. Ils n'ont pas pensé qu'il fut possible de saisir les derniers reflets de la vie nerveuse, aussi ont-ils repoussé comme signes de la mort réelle tous ceux qui ne se rapportent pas à l'asphyxie, à la syncope et à l'apoplexie.

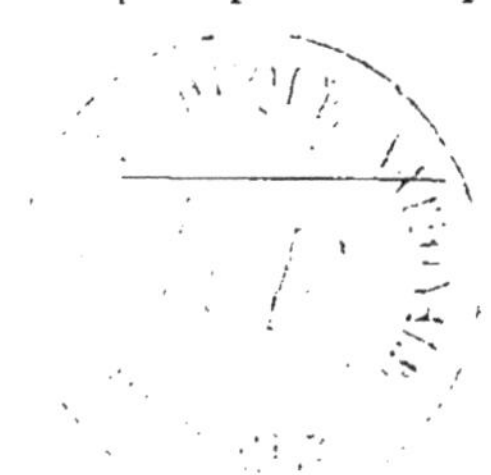

CHAPITRE II

Des signes classiques de la mort et de leurs incertitudes.

Nous nous servirons pour classer les signes de la mort des derniers traités qui ont été écrits sur cette matière et que nous rapportons aux trois dénominations précédentes sous les noms de mort apparente par asphyxie, syncope et apoplexie.

Nomenclature des signes de la mort :

1° Flexion du pouce vers le creux de la main.

2° Absence de stase sanguine dans la partie d'un membre située au-dessous d'une ligature circulaire.

3° Défaut de transparence de certaines régions, les doigts, les oreilles.

4° Sueur froide avec odeur se développant au moment de la mort.

5° Perte de connaissance.

6° Insensibilité tactile.

7° Toile glaireuse de la cornée.

8° Absence de respiration.

9° Absence de pouls.

10° Aspect général.

11° Lividité cadavérique.

12° Empreintes parcheminées.

13° Brûlures.

14° Application des ventouses scarifiées.

15° Dilatation de la pupille.

16° Immobilité de l'iris.

17° Décoloration de la rétine à l'ophtalmoscope et opacité de la rétine.

18° Taches noires de la sclérotique.

19° Disparition de l'éclat de l'œil et de la transparence des milieux.

20° Affaissement du globe de l'œil.

21° Absence des battements du cœur à l'auscultation.

22° Cardioponcture.

23° Artériotomie.

24° Abaissement de la température thanatométrique.

25° Relâchement simultané des sphincters.

26° Abolition de la contraction musculaire.
27° Rigidité cadavérique.
28° Putréfaction.

Discussion des signes de la mort.

1° *Flexion du pouce vers le creux de la main.* C'est un signe incertain qui manque neuf fois sur dix d'après Josat.

2° *Absence de stase sanguine dans les parties d'un membre situées au-dessous d'une ligature circulaire.* Il est reconnu que cet effet peut se produire sur le vivant.

3° *Défaut de transparence dans certaines régions :* doigts, oreilles. — Ce signe se voit dans certaines maladies ; la chlorose avancée, les fièvres paludéennes, à l'agonie. Orfila a trouvé la transparence des doigts et des oreilles après la mort.

4° *Sueur froide avec odeur se développant au moment de la mort.* — Josat dit que les sueurs froides se produisent pendant l'agonie et qu'elles n'ont pas d'odeur spéciale.

5° *Perte de connaissance.* — Toute syncope, alors même qu'elle est suivie de retour à la vie, s'accompagne de perte de connaissance ; de même dans l'attaque d'épilepsie et dans beaucoup d'autres états pathologiques.

6° *Insensibilité tactile.* — Cette insensibilité se montre pendant la vie dans les attaques de paralysie et d'hystérie.

7° *Toile glaireuse de la cornée.* — Ce voile formé de matières albumineuses peut se produire à l'agonie avant la mort.

8° *Absence de respiration.* — Ce signe n'est pas une indication de la cessation de la vie ; en effet dans la mort apparente des nouveaux-nés le retour à la vie se produit souvent par l'insufflation pulmonaire. Après la mort par le croup nous avons vu le docteur Archambault faire l'opération de la trachéotomie et par l'ouverture artificielle du larynx opérer l'insufflation du poumon pendant une demi-heure et rappeler les battements du cœur, la circulation générale, le retour à la connaissance, en un mot le retour à la vie.

9° *Absence de pouls.* — On l'observe pendant la vie dans l'agonie. Nous l'avons vu absent pendant six heures dans une attaque de choléra.

10° *L'aspect général.* — Voici la description de M. Thadée Dujardin-Beaumetz sur les suppliciés : face exsangue, d'une couleur jaune terne uniforme, mâchoire inférieure abaissée, bouche ouverte, visage immobile, yeux ouverts fixes, pupilles dilatées, cornée perdant sa transparence, pulvérulence des narines, froid général. Tous ces signes méritent restriction, car ils peuvent se présenter dans la syncope par hémorrhagie grave sans que mort s'en suive.

11° *Lividité cadavérique*. — Les phénomènes d'hypostase commencent vers la cinquième heure après la mort pour atteindre leur maximum vers la quinzième heure ; ils consistent en plaques rouges violacées qui se forment sur les parties déclives du corps, des reins, des membres inférieurs ; mais aussi n'a-t-on pas remarqué souvent de pareilles taches dans les grandes épidémies de choléra pendant la vie ?

12° *Empreintes parcheminées*. — Sur le vivant une écorchure se recouvre de croûtes. Sur le cadavre le derme se parchemine au point de l'excoriation au bout de quinze heures. Pour obtenir ce signe il faut une opération, enlever une partie de l'épiderme, ce qui peut passer aux yeux de certaines personnes comme une profanation du cadavre.

13° *Brûlure*. — Si on se brûle la peau, soit directement, soit indirectement, il se produit une phyctène séreuse et autour une auréole inflammatoire. Bouchut et Josat disent que dans l'agonie ils n'ont pu produire cette phlyctène chez les sujets amaigris et anémiés ; l'arrêt de la circulation capillaire sans réaction vitale peut se produire avant la mort.

14° *Application des ventouses scarifiées*.

Fodéré et Tourdes ont constaté que les sangsues peuvent ne pas abandonner le cadavre sur lequel elles avaient été posées avant la mort.

15° *Dilatation de la pupille*. — Contractée pendant l'agonie l'ouverture pupillaire prend subitement à la mort un diamètre qui peut atteindre 7 millimètres. Cette brusque dilatation ne persiste que quelques heures. Ce signe n'a qu'une valeur restreinte parce qu'on peut dilater la pupille artificiellement avec la belladone et l'atropine.

16° *Immobilité de l'iris*. — L'insensibilité de l'iris à une vive lumière et à la galvanisation ne se produit que quatre heures après la mort d'après Sommer. On peut produire cette insensibilité en même temps que l'immobilité et le resserrement de la pupille à l'aide de l'ésérine et de la calabarine.

17° *Décoloration de la rétine à l'ophtalmoscope de Bouchut et opacité de la rétine de Poncet*.

Ces observations exigent une manipulation difficile après la mort, et de plus, il faut les prendre presque aussitôt après le décès.

18° *Tache noire de la sclérotique.* — Signe de Larcher et de Sommer. La tache passe du bleu au noir. C'est un signe physique de la dessication de la sclérotique.

19° *Disparition de l'éclat de l'œil et de la transparence des milieux.* — Ce phénomène est dû à l'arrêt de la circulation et ne se produit que douze heures après la mort d'après Legrand.

20° *Affaissement du globe de l'œil.* — Tous les signes que nous venons d'énumérer, depuis le n° 15 jusqu'au n° 20, reposent sur l'état d'altération des yeux et de leurs diverses couches anatomiques. Il n'est possible de les observer que sur les personnes qui ont une vue saine au moment de la mort. Toutes les personnes qui sont aveugles ou qui ont les yeux malades ne peuvent servir d'exemple à ces divers signes de mort.

21° *Etat du cœur constaté par l'auscultation* (Deschamps, Bouchut). — Nous avons expliqué précédemment combien ce signe laissait à désirer, puisque depuis la publication de Bouchut, nombre d'auteurs, fort respectables, ont reconnu que le cœur pouvait cesser de battre à l'auscultation sans qu'il y eut mort. Parmi les auteurs qui repoussent ce signe de la mort, nous citerons : Guersand, Josat, Depaul, Duffenbach, Collongues, Andral et Tournier.

22° *La cardiopuncture ou signe de Cloquet systématisé par Laborde.* — La cardiopuncture et le signe de Cloquet exigent une opération qui n'est pas facilement acceptée par les familles. Si une aiguille plongée dans les tissus se recouvre promptement de rouille le corps n'est pas tout à fait mort.

23° *Artériotomie.* — Elle est pratiquée sur l'artère temporale qu'on sectionne ; si le sang coule il y a vie ; moyen impraticable.

24° *Abaissement de la température thanatométrique.* — On ne connaît point le degré d'abaissement de la température inconciliable avec la vie. Parot donne le chiffre de 21 degrés, Linas et Bouchut 27. Tourdes dit 25 au rectum et 23 à l'aisselle.

25° *Relâchement des sphincters.* — Ce relâchement se produit pendant la vie dans une attaque d'épilepsie, de syncope.

26° *Electrisation avec la bobine de Rumkorff.* — L'électrisation après la mort exige de bons appareils et une grande habitude. Dans la paralysie complète, l'électrisation ne produit pas de contraction musculaire.

27° *Rigidité cadavérique (Tourde).* — Les muscles se raidissent et le corps est assez raide pour qu'on puisse le soulever tout d'une pièce ; elle commence 12 heures après la mort et disparaît 36 heures après. Dans le choléra, la rigidité commence souvent avant la mort.

28° *Putréfaction.* — C'est la décomposition du corps, dernier phénomène de la mort. De tous les signes c'est le plus certain. La peau change de couleur, les tissus ramollissent, les gaz abondent dans les cavités naturelles et dans l'épaisseur des tissus. Il y a une odeur spéciale et la coloration de l'abdomen devient verdâtre. Nysten a vu dans un cas d'asphyxie par le charbon la décomposition cadavérique ne commencer que le sixième jour. Le plus souvent l'enterrement se fait avant la putréfaction.

D'après ce qui précède nous pouvons dire que la question des signes de la mort reste ouverte pour les médecins qui cherchent à constater le décès dans les 24 heures qui suivent la mort.

Nous venons d'établir que l'absence des bruits du cœur à l'auscultation n'était pas un signe de mort, nous avons posé le problème suivant : Y a-t-il dans la syncope simple arrêt des battements du cœur ou bien cet arrêt du cœur dépend-il de l'innervation qui lui vient du cerveau? Haller, Franck, Récamier, Coplend, Monneret disent que la syncope n'est qu'un arrêt momentané du cœur. Claude Bernard nous apprend que la vie du cœur vient du bulbe cérébral. Les assertions de Bouchut sur la syncope, cause de mort irrémédiable, sont réfutées par Parrot et par tous les médecins accoucheurs. Il est donc naturel de penser que les contractions cardiaques qui ne produisent plus de battements font entendre le bruit de bourdonnement dynamoscopique. Or, le bourdonnement dynamoscopique du cœur qui n'est pas encore scientifiquement étudié dans les livres classiques est pareil à celui de la contraction fibrillaire des muscles de l'avant-bras. Or, nous savons qu'il n'y a pas de bruit dynamoscopique sans vibration musculaire, et sans innervation. Les muscles du cœur en bourdonnant ont une vibration animée par la force nerveuse et cette vibration agite le cœur pendant 15 heures après la mort sans toutefois avoir assez d'énergie pour pouvoir produire les mouvements rythmés des battements du cœur. Il est donc indispensable pour que nous puissions avoir le signe certain de la mort que nous abordions l'étude de la dynamoscopie et de la dermoscopie appliquée à la constatation des décès.

CHAPITRE III

Deux nouveaux signes de la Mort. Le signe dynamoscopique et le signe dermoscopique.

1° De la méthode dynamoscopique.

Quand on écoute le bruit des doigts ou le creux des mains on perçoit un bruit semblable à celui d'une voiture qui roule dans le lointain. Grimaldi est le premier auteur qui ait fait mention de ce bruit en 1767. Il l'attribuait aux esprits animaux, c'est-à-dire au fluide nerveux. Laennec l'a signalé sous le nom de bruit rotatoire ou de contraction musculaire. L'étude complète de la nature de l'intensité de ces bruits selon les âges et les maladies et après la mort, forme aujourd'hui un travail qui se poursuit sous le nom de dynamoscopie. Le bruit dynamoscopique dépend du doigt ausculté et non de l'oreille ; ce bourdonnement est un bruit ou un son ; il est bruit quand on ne le définit pas ; il est son quand on en étudie la hauteur, l'amplitude et le timbre. Etudié comme son il fait partie des lois de l'acoustique et devient une étude mathématique. On a pour l'étudier deux instruments : le dynamoscope et le diapason dynamoscopique. Le dynamoscope digital est en métal ayant une extrémité pour recevoir les doigts et une extrémité obturatrice du conduit auditif externe. L'obturation de l'oreille est indispensable pour percevoir ces sons. Le diapason dynamoscopique a une longueur de 28 centimètres et une épaissseur de 4 millimètres. Sur ses branches se meuvent deux curseurs pouvant modifier les sons et le nombre des vibrations ; avec ce diapason on obtient toutes les notes de la gamme humaine : ré 72, do 64, si 60, la 54, sol 48, fa 42, mi 40, ré 36. Le ré 72 vibrations aux deux indicateurs révèle la vibration normale ; une note d'un côté différente de celle du côté opposé indique un dérangement dans l'harmonie vibratoire ainsi que dans les forces qui animent les muscles et les nerfs.

Etude physiologique de la dynamoscopie.

Le bourdonnement physiologique est égal à droite et à gauche avec une hauteur quelconque des sons produits. Il y a indication d'un état anormal dès que les sons produits ne sont pas égaux des deux côtés, et si un côté produit un son plus grave que celui du côté opposé c'est de ce côté-là que se produira la maladie, bien que la cause vienne du cerveau du côté opposé. La gamme des vibrations dynamoscopiques est une gamme descendante et la limite des sons graves est entre 32 et 27 vibrations. L'étude de la dynamoscopie sert au diagnostic de la fièvre typhoïde avant la production des signes révélateurs qui la caractérisent. Elle sert surtout à différencier les paralysies suites d'hémorrhagie cérébrale de la paralysie saturnine, chlorotique, rhumatismale et aussi de la paralysie simulée. Enfin elle établit le diagnostic de la mort apparente et de la mort réelle.

Signe dynamoscopique de la mort.

L'étude pratique qui nous intéresse le plus actuellement dans la dynamoscopie est celle qui nous permet d'assister, après la mort, aux derniers chants de la vibration musculo nerveuse, sur toute la surface du corps. L'extinction de cette vibration est lente et ne finit que vers la quinzième heure après la cessation de la respiration et des battements du cœur. Cette loi se reproduit sur le cadavre ainsi que sur les membres amputés. Voici sa manière d'être dans la mort générale et dans la mort locale. Dans la mort générale les premières régions où la vibration disparaît sont : les extrémités, comme les doigts des mains, des pieds, la tête ; puis, le retrait de bruit se produit à la figure, aux jambes, au cou, aux cuisses ; il se concentre peu à peu vers la région précordiale : il y a toujours un point très limité où la vibration semble finir en dernier lieu. Dans la mort locale la vibration disparaît d'après les mêmes lois ; dans une cuisse amputée les dernières vibrations sont entendues au milieu du membre coupé. La vibration dynamoscopique met de 8 à 15 heures pour suivre ses dernières phases sur le cadavre.

2° De la méthode dermoscopique.

Nous empruntons à l'ouvrage de M. le docteur Bénard du Hâvre intitulé : *Le dermoscope et la dermoscopie*, le passage suivant : La dermoscopie ou hygrométrie vitale, est la science mathématique du mouvement de transpiration ou de la vie de la peau. C'est au moyen de l'appareil nommé dermoscope, bioscope ou hygrodermomètre, que se prennent les observations nécessaires à l'étude de la sécrétion cutanée ; la base de la méthode repose sur les rapports de la transpiration sensible ou insensible produite entre les deux mains chaudes. C'est une science d'exploration qui n'exclut pas les autres mais qui les complète. Le dermoscope consiste en une cage vitrée renfermant un fil hygrométrique ou pèse-transpiration d'une sensibilité exquise ; l'introduction des mains dans l'instrument est alternative ; l'hygromètre, au moyen d'une aiguille indicatrice, inscrit sous les yeux de l'observateur la mesure de la transpiration de chaque main et cette mesure sert pour le diagnostic le pronostic et le traitement.

Le diagnostic de l'état de santé est indiqué toutes les fois que les quantités de sécrétion cutanée sont égales à droite et à gauche. Le diagnostic du tempérament est faible gauche quand les quantités cutanées sont toujours plus faibles à gauche qu'à droite. Le diagnostic du tempérament est faible droit quand les quantités dermométriques sont toujours plus faibles à droite qu'à gauche. Le diagnostic dermométrique désigne le tempérament nerveux quand les quantités sont variables, tantôt faibles gauches, tantôt faibles droites et vice versâ. Au point de vue clinique le diagnostic des faibles gauches désigne l'estomac, le lobe gauche du foie, l'intestin, le rein et les hémorroïdes gauches, le cœur artériel, le poumon, le cerveau gauche, le rhumatisme, la goutte, le catarrhe sur les organes du côté gauche. Le diagnostic des faibles droits indique le lobe droit du foie, du cœcum, le rein droit, le cœur veineux, le poumon, le cerveau droit, le rhumatisme goutteux, le catarrhe sur les organes du côté droit. Le pronostic dermoscopique est sans gravité avec une différence de 20 0/0 entre les deux côtés. Il est sérieux avec une différence de 25 à 40 0/0. Il est en poussée nerveuse sans grande importance au-dessus de 40 0/0. Le méthode dermoscopique mesure le degré de réaction favorable ou défavorable d'une médication quelconque.

Voici les résultats dermoscopiques de tout traitement. Tout degré dermoscopique qui éloigné de l'équilibre au commencement du traitement s'en rapproche à la fin indique une médication favorable. Tout degré qui reste stationnaire indique une médication sans bénéfice. Tout degré qui s'éloigne de l'équilibre indique une médication défavorable.

Signe dermoscopique de la mort.

L'application du dermoscope à la constatation des décès prend le nom de nécroscopie dermoscopique. On se sert du dermoscope ordinaire, on utilise le même fil et la même aiguille, mais son plancher inférieur mis à découvert. Cette application se fait sur la région précordiale à nu ; elle n'exige aucune connaissance scientifique ; les familles les plus pauvres et les moins instruites peuvent s'en servir pour s'assurer de la mort réelle. On abrite autant que possible cet appareil du courant d'air. Il faut appliquer au-dessous des aiguilles le cadran mobile du dermoscope pour mesurer le nombre de degrés obtenus. Voici quel est le mécanisme des aiguilles après la mort. On fait partir la flèche du 0. Dans la première heure et assez rapidement l'aiguille parcourt 15, 30, 45, 60 et quelquefois 75 degrés. Arrivée au point maximum qui ne dépasse guère celui que je viens d'indiquer l'aiguille oscille sur place descend à 30 degrés jusqu'à la huitième heure après la mort, puis il redescend encore pour s'immobiliser vers le zéro à la quinzième heure après la mort. Ce n'est que lorsque l'aiguille ne bouge plus que l'on peut être assuré de la mort réelle parce que la dernière vibration vitale a cessé d'animer les glandes sudoripares et pilifères de la peau. La barbe ne peut plus croître, car on sait précisément qu'après la mort la barbe pousse. Exemple : Un supplicié de la ville de Nice après avoir eu le cou tranché fut rasé de frais. La tête fut mise sur un plateau d'argent et le lendemain on constata que la barbe avait poussé. La manière dont la sécrétion cutanée se fait après la mort n'est pas pareille à celle qui se produit pendant la vie ; dans ce dernier état le mouvement dermoscopique n'est jamais le même d'une minute à l'autre, tandis qu'après la mort le maximum de sécrétion s'obtient tout de suite pour ne plus recommencer et la décroissance est constante, graduelle, jusqu'à la cessation complète de tout travail cutané. Ce signe suffit pour caractériser bien nettement la mort réelle.

1° Observations prises après la mort par la méthode dynamoscopique.

On se sert pour ces observations du dynamoscope en liège qu'on appelle nécroscope dynamoscopique, c'est une série de dynamoscopes qu'on dispose en ceinture autour du cadavre.

Observations après la mort générale de l'homme.

Observation 1. — Le 8 août 1854 il mourut à l'hôpital de Toulouse la nommée Marie Jaboulard des suites du choléra asiatique. Après la mort le thermomètre marquait 30 degrés sous l'aisselle, quand il ne marquait que 25 pendant la vie. J'appliquais le dynamoscope à la région du cœur et j'entendis un bourdonnement très fort. La mort était bien réelle mais je constatai pour la première fois l'existence du bourdonnement après la mort.

Observation 2. — Bidel Georges, âgé de 40 ans, succombe le 7 février 1855 des suites d'une hernie étranglée; le bourdonnement existe dix heures après la mort dans toute la région précordiale; il avait disparu des extrémités.

Observation 3. — Lambert Marie, 20 ans, meurt des suites d'une chlorose à l'hôpital Saint-Eloi de Montpellier le 13 février 1856. Douze heures après sa mort le bourdonnement existe sur le thorax; il avait disparu à la vingtième heure.

Observation 4. — Laurent, 24 ans, phthisique, meurt dans le même hôpital le 14 février 1856. Douze heures après sa mort le bourdonnement avait disparu de tout le corps.

Observation 5. — Justine, atteinte d'érisypèle, meurt le 2 février au même hôpital. Cinq minutes après la mort le bruit dynamoscopique est très distinct aux pieds, aux mains et à la région du cœur.

Observation 6. — Beaudot, 29 ans, meurt de la fièvre typhoïde, le 10 février 1856, au même hôpital; vingt-deux heures après la mort aucune espèce de bourdonnement nulle part.

Observation 7. — Marie Guillot meurt de la fièvre puerpérale le 29 février; deux heures après la mort 29 degrés sous l'aisselle, 20 à la région du cœur, 26 au vagin; le bourdonnement existait et avait un point plus distinct du côté droit; il se trouvait encore aux jambes et aux cuisses, il était nul sur le ventre; 18 heures après la mort, il n'y avait plus de bourdonnement.

Observation 8. — Lafond, 23 ans, meurt à l'hôpital militaire de Montpellier des suites du typhus; 12 heures après la mort le bourdonnement avait disparu de partout.

Observation 9. — Pillot meurt du scorbut, le 18 mars; 9 heures après la mort l'auscultation permet d'entendre le bourdonnement sur diverses régions du corps et principalement sur la région précordiale.

Observation 10. — Antoine, âgé de 87 ans, meurt le 12 mars des suites d'une pneumonie ; dix minutes après la cessation de la respiration et des battements du cœur le bourdonnement est entendu au creux épigastrique sur les bras et sur les jambes.

Observation 11. — Pierre meurt du scorbut le 26 mars 1856 ; quatre heures après la mort le bourdonnement existe au ventre et au thorax ; six heures après la mort il se concentre à la région précordiale où il est encore entendu douze heures après.

Observation 12. — Goden, 27 ans, meurt du scorbut, le 1er avril ; 12 heures après le bourdonnement se révèle par de rares oscillations sur la région précordiale.

Observation 13. — Drouard meurt du typhus, le 4 avril ; 8 heures après le bourdonnement existe au cou et aux cuisses : à la région précordiale il se rencontre un point plus appréciable qu'à tout autre endroit.

Observation 14. — Guillerme mort du typhus le 16 avril ; est ausculte 3 heures après la mort. Le bourdonnement existait partout excepté aux pieds et aux mains.

Observation 15. — Rambault succombe le 13 avril des suites d'une hypertrophie du cœur ; 2 heures après le bourdonnement est très marqué sur le thorax ; 5 heures après on l'entendait aux cuisses, aux bras, au ventre et à la poitrine ; 18 heures après il avait complètement disparu.

Observation 16. — Thomas meurt de phtisie le 30 avril ; 4 heures après la mort le bourdonnement existe au cou, sur la poitrine ; 15 heures après le cadavre est silencieux.

Observation 17. — Courant meurt du scorbut le 30 avril ; un quart d'heure après la mort le bourdonnement existe sur tout le corps même à l'extrémité des doigts. Le bourdonnement baisse rapidement ; il n'existe plus deux heures après que sur le buste ; on le perçoit sur la région précordiale ; il disparaît vers la dixième heure.

Observation 18. — Hue meurt des suites de la variole ; 12 heures après le bourdonnement avait disparu.

Observation 19. — Reboul meurt de la fièvre typhoïde ; le bourdonnement est constaté trois heures après la mort, 15 heures après on ne distingue plus aucun bruit.

De toutes ces observations on peut conclure qu'il existe après la mort de quelque manière qu'elle soit produite un bruit désigné sous le nom de bourdonnement dynamoscopique et qui dure environ 15 heures. Il disparait d'abord des mains et des pieds et puis des avant-bras, jambes, cuisses, abdomen. La dernière région où il est entendu est située vers le centre épigastrique.

Observations prises sur des membres amputés.

Observation 1. — Michel est amputé par le chirurgien Dieulafoy à l'hôpital de Toulouse le 17 janvier 1854 à neuf heures du matin ; immédiatement après le bourdonnement existe partout sur le bras amputé, 5 minutes après disparition aux deux extrémités ; 10 minutes après le bruit n'existe qu'au centre du membre coupé ; 15 minutes après le bruit a disparu partout.

Observations 2 et 3. — Mêmes expériences renouvelées dans le même hôpital ; mêmes observations dynamoscopiques.

Observation 4. — Le professeur Alquié de Montpellier ampute une cuisse à Grangier le 9 mars 1856 ; à la huitième minute le bourdonnement a disparu au genou, au pied, au tiers inférieur de la jambe et à la partie supérieure de la cuisse. A la douzième minute il est concentré au centre du membre coupé ; à la dix-septième minute tout bruit a cessé. On peut conclure de ces observations que dans la mort locale le bourdonnement est entendu sur tout le membre coupé immédiatement après l'opération ; que ce bruit disparaît d'abord des deux extrémités et puis de la partie centrale. La disparition de ce bruit se fait en vingt minutes.

Observations prises sur les animaux égorgés.

Le bourdonnement persiste après la mort comme chez les hommes ; il va aussi en s'affaiblissant de plus en plus et le dernier point entendu est celui de la région précordiale.

2° Observations prises après la mort par la méthode dermoscopique.

Nous rappelons que le nécroscope dermoscopique ne diffère de celui qui sert pendant la vie que par l'absence complète de toute cloison fermée à la partie inférieure de l'instrument. Son application n'exige aucune connaissance scientifique.

Observations démonstratives données dans une conférence publique.

On prend trois pigeons ; le premier mort depuis huit heures et plumé ; le second plumé mort depuis trois heures ; le troisième tué et plumé au moment de la démonstration. Le troisième pigeon mis dans le dermoscope fait faire à l'aiguille hygrométrique un tour de cadran, en 25 minutes. Le deuxième pigeon ne fait exécuter qu'un demi-tour de cadran en 25 minutes. Le premier pigeon ne produit aucun mouvement d'aiguille.

Observations prises après la mort d'animaux égorgés.

Observation 1. — Un poulet tué par la saignée et plumé est mis sous le dermoscope ; la déviation de l'aiguille atteint un demi-tour de cadran en deux heures et demie, puis elle retourne sur ses pas et dépasse le point de départ pour être tout à fait arrêtée vers la sixième heure.

Observation 2. — Une grosse poule tuée par la saignée mise sous le dermoscope atteint le maximum de la déviation de 45 degrés dans l'espace de trois quarts d'heure, puis l'aiguille redescend à 30 degrés et reste là en oscillant jusqu'à son arrêt complet qui est constaté 3 heures 1/2 après.

Observation 3. — Une dinde tuée et plumée, mise sous le dermoscope, fait dévier les aiguilles brusquement jusqu'au maximum de 45 degrés ; pendant une heure et demie les aiguilles oscillent sur place puis il se produit un mouvement rétrograde qui s'arrête au 25e degré. Le repos de l'aiguille était complet sur la quatrième heure après la mort.

Observation 4. — Un canard étouffé plumé est mis sous le dermoscope ; la déviation de l'aiguille se fait tout de suite ; le maximum atteint est de 35 degrés, le mouvement rétrograde se produit vers la troisième heure et les aiguilles sont complètement arrêtées 4 heures après la mort.

Observation 5. —Un lapin assommé expire dans les convulsions ; mis sous le dermoscope l'aiguille se dévie jusqu'au 45e degré, puis elle rétrograde et s'arrête 6 heures après la mort.

Observation 6. — Un autre lapin également assommé est mis sous le dermoscope ; l'aiguille atteint le maximum de 35 degrés vers la troisième heure, puis elle rétrograde et tout mouvement a disparu vers la sixième heure.

De toutes ces observations nous pouvons conclure que la mort de la sécrétion cutanée ne se produit pas au moment où un animal est égorgé ou assommé ; le maximum de la sécrétion glandulaire est assez rapide, sa décroissance est lente et intermittente ; l'arrêt total de la sécrétion et des dernières limites de la vie glandulaire ne se produit guère qne vers la septième heure après la mort des volatiles.

3° Observations dermoscopiques prises après la mort de l'homme.

OBSERVATION 1. — E..., cocher, meurt à la suite d'une hypertrophie du cœur ; l'application du dermoscope une demi-heure après la mort montre une déviation de l'aiguille arrivant au maximum de 40 degrés puis elle revient au point de départ et s'arrête vers la dixième heure.

OBSERVATION 2. — L'enfant D..., âgé de 10 ans, meurt d'une méningite ; le dermoscope est appliqué une heure après ; la déviation maxima est de 45 degrés ; 9 heures après la mort les aiguilles étaient arrêtées vers le point de départ.

OBSERVATION 3. — Mme L... meurt d'hémorrhagie ; le dermoscope est appliqué trois heures après ; le maximum de déviation atteint rapidement 50 degrés ; puis un mouvement rétrograde s'opère et l'arrêt des aiguilles se fait vers la 12e heure.

OBSERVATION 4. — Mme V... meurt d'une maladie du foie ; transportée dans la salle mortuaire de l'hospice, nous appliquons le dermoscope ; dix heures après la mort le maximum de déviation arrive à 30 degrés ; les aiguilles étaient au repos complet à la 15e heure.

OBSERVATION 5. — Mme J. B... meurt de catalepsie ; l'application du dermoscope faite deux heures après la mort nous montre les aiguilles au maxima de 30 degrés 3 heures après la mort. Ensuite les aiguilles rétrogradent, dépassent le point de départ et s'arrêtent complètement vers la 13e heure.

OBSERVATION 6. — G... meurt de phtisie ; l'application du dermoscope faite 4 heures après, montre les aiguilles au maximum de 45 degrés vers la 6e heure ; puis elles rétrogradent peu à peu et s'arrêtent vers la 20e heure après la mort.

Ces observations prouvent que l'application de la dermoscopie à la constatation des décès réalise un progrès considérable dans la question de la mort apparente et de la mort réelle.

CHAPITRE IV

De la nécessité de fonder des chambres mortuaires et d'appliquer la méthode dynamoscopique et dermoscopique à la constatation des décès.

Les peuples de tous les temps ainsi que ceux de nos jours ont éprouvé le sentiment d'une craintive horreur de l'enterrement prématuré. A quelque croyance qu'on appartienne la mort est considérée comme le passage d'une vie à une autre ; elle nous impose toujours le respect, le silence, la prière. A l'histoire de chaque nation se rattache un culte spécial pour la dépouille mortelle. L'autorité administrative se trouve ici toujours en contact avec les croyances ; le mode de sépulture est l'enterrement ou la crémation. Les Romains se servaient de la crémation. On tend à revenir à cette pratique à l'époque actuelle ; toutefois la plus usuelle est celle de l'enterrement. L'enterrement comporte l'horrible pensée de se réveiller vivant dans la tombe ; cette crainte a pris fondement dans certains faits qui se renouvellent assez souvent et par lesquels on constate que beaucoup de personnes qu'on croyait mortes se sont réveillées pendant le service religieux ou dans la tombe.

De là l'importance des signes de la mort et les efforts de la science pour reconnaître ceux de la mort réelle. Il faut trouver ce signe dans les premières 24 heures qui suivent le décès, car la putréfaction seul signe bien reconnu jusque là de la mort n'arrive souvent que trop longtemps après. Nous avons vu que l'on ne pouvait adopter comme signe de la mort aucun de ceux que nous avons étudiés et discutés : ces signes sont pourtant au nombre de 27. Il ne reste donc plus pour nous comme signe de la mort dans les premières 24 heures que les signes dynamoscopique et dermoscopique. C'est absolument sur eux que nous basons le certificat de la constatation des décès.

Voici les règles pratiques que nous signalons aux maires et aux officiers de l'état civil. Le médecin constatateur des décès appliquera le dynamoscope sur le cadavre pour savoir s'il n'existe plus de bruit de contraction musculaire. Vers la 15me heure après le décès il appliquera le nécroscope dermoscopique sur la région précordiale du sujet ; si tout travail de sécrétion cutanée a disparu il donne son certificat d'enterrement ; si le mouvement dermoscopique n'est pas arrêté il donne un certificat de dépôt pour la chambre mortuaire du cimetière. Dans ce dernier cas l'enterrement ne doit se faire que 48 heures après la mort ; de là la création de chambres mortuaires dans chaque cimetière. Ces chambres mortuaires existent en Allemagne et à Naples ; ce sont des chambres isolées de toute habitation, construites dans le but d'attendre les derniers signes de la mort. En Russie et en Angleterre les classes supérieures conservent leurs mort le plus longtemps possible et les classes inférieures subissent les usages qui sont érigées en loi dans notre pays.

Nous considérons comme une nécessité que toute mairie désigne à son choix un médecin vérificateur des décès ce qui est du reste une pratique adoptée dans toutes les grandes villes. Les officiers de l'état civil n'ont aucune qualité pour juger des signes de la mort; il faut pour cela une étude spéciale, étude qui n'est pas facile, et c'est au médecin seul qu'appartient le privilège de connaître la manipulation du dermoscope et du dynamoscope, de même qu'il est nécessaire de faire une étude spéciale des deux méthodes sur lesquelles reposent la connaissance du signe certain de la mort dans les 24 premières heures qui suivent le décès.

DEUXIÈME PARTIE

DE LA

RECHERCHE

DE

L'UNITÉ DE LA VIE

DE LA VIBRATION VITALE ET DU BIOSCOPISME

Dans l'organisme vivant toute vibration de cause organique, animale, réflexe, chimique, électrique, physique, mécanique et microbienne se range sous la direction de la force nerveuse.

Comment peut-on concevoir la vibration dans la cellule anatomique? La cellule est un petit élément de forme variable comprenant une masse intérieure, une membrane extérieure et un noyau central. Sous l'influence chimique du globule sanguin qui s'y désoxygène il s'y produit un double mouvement d'aller et de retour qui va de l'oxygénation à la désoxygénation et dont le résultat imprime à la cellule un mouvement vibratoire.

Comment la vibration peut-elle se produire dans les tissus histogéniques? Une série de cellules anatomiques forment les tissus physiologiques comme le tissu adipeux, séreux, fibreux, muqueux, musculaire, osseux, nerveux, etc... Le travail chimique du globule sanguin dans ces divers tissus anatomiques y devient le siège d'un mouvement d'oxydation et de désoxydation lequel donne naissance aux vibrations cellulaires.

Comment la vibration se forme-t-elle dans les organes et dans les fonctions? Nous répondons tantôt par un acte chimique, tantôt par un acte physique ou mécanique, tantôt par un acte électrique, nerveux ou vital.

De la vibration dans l'organe pulmonaire et la fonction respiratoire.

L'inspiration et l'expiration donnent lieu alternativement à un double mouvement d'oscillations. La fonction respiratoire a pour but de produire l'hématose, c'est-à-dire la transformation des globules veineux en globules artériels. C'est un travail chimique de décarbonisation et d'oxydation. Tous les millions de globules sanguins s'animent ainsi dans le poumon d'autant de mouvements vibratoires qui se continuent dans le torrent de la circulation.

De la vibration dans le cœur, les vaisseaux et leurs fonctions.

Les mouvements du cœur et des vaisseaux sont intermittents. Ils produisent une oscillation générale dans tout l'organisme. Des millions de globules artériels arrivent oxygénés dans les capillaires, imprègnent les cellules et tous les tissus anatomiques s'y dépouillent de leur oxygène et se chargent d'acide carbonique. Ce travail chimique ajoute une vibration nouvelle à tous les globules veineux.

De la vibration dans l'estomac, l'intestin, le foie, la rate, les reins et leurs fonctions.

Le tube gastro intestinal est animé d'un mouvement intermittent appelé péristaltique ; c'est une oscillation constante de haut en bas. Le foie, la rate et les reins contribuent à la formation de la nutrition et de la dénutrition du globule sanguin et le travail chimique qui s'y opère produit 1° une vibration nerveuse protogénésique qui anime le grand sympathique et la sécrétion qui se nomme chyle, bile, urine. Cette transformation chimique produit l'acide et l'alcalin ; d'où la formation d'un double mouvement vibratoire lequel s'accentue davantage à travers le canal thoracique dans son entrée vasculaire, cardiaque, aortique et cérébro-spinale. Toutes ces vibrations finissent par s'unifier avec la vibration cellulaire et produire l'unité de la vie de nutrition et de la vie de relation.

De la vibration microbienne.

Le microbe ne peut vivre dans l'organisme qu'à l'aide d'une vibration qui lui est propre. Si la vibration microbienne s'incarne dans les tissus dans lequel vit le microbe, cette vibration n'appartiendra plus au microbe et celui-ci n'existera plus. Si au contraire cette vibration ne s'incarne pas avec la chair vivante, ce microbe détruira l'organisme au dépend duquel il vit et sa présence deviendra nocive et destructive. Dans cette lutte la vibration la plus forte restera maitresse du champ de bataille. On conçoit que la plupart du temps la vibration microbienne soit impuissante à dominer et à vaincre la vibration vivante. Toutefois la vibration microbienne parviendra à dominer la vibration vivante dans l'organisme lorsqu'elle aura une proliférection excessive et une pullulation telle que le nombre des microbes sera incommensurable. Tel est le cas intus extra de l'infection épidémique endémique de l'auto infection et de la tuberculose.

De la vibration nerveuse dans les nerfs, grands sympathiques, cérébro-spinaux et réflexes, nerfs organiques, nerfs animaux, nerfs de la vie de nutrition, nerfs de la vie de relation.

La vibration est innée dans la cellule nerveuse par transmission généalogique comme le feu dans le phosphore : telle est la propriété spéciale de la cellule nerveuse.

Le mouvement de soulèvement et d'abaissement de la masse cérébrale imprime à cet organe une oscillation intermittente bien accentuée. Le travail chimique qui s'opère dans la cellule nerveuse est le même que celui de la cellule anatomique. Là aussi le globule sanguin de nutrition s'y désoxygène pour lui donner un mouvement oscillatoire.

Les vibrations de la force nerveuse ont une telle importance au point de vue de l'unité vitale que nous allons en décrire les particularités. Elles ont trois manières d'être bien distinctes : 1° le mouvement vibratoire organique de la vie de nutrition ; 2° le mouvement vibratoire animal de la vie de relation ; 3° le mouvement vibratoire de la vie réflexe. L'union, l'harmonie, l'accord, le désaccord, l'équilibre et le déséquilibre de toutes les vibrations nerveuses constituent l'unité de la vie. Cette unité rayonne partout dans l'organisme vivant. Toutes les vibrations à quelque ordre qu'elles appartiennent : vibrations physiques, mécaniques, électriques, chimiques, musculaires, cellulaires, sanguines, se réunissent, se confondent, s'identifient, s'unifient pour former une force spéciale homogène : la vibration nerveuse. Toutefois les vibrations cérébro-spinales et les vibrations réflexes n'exercent leurs pouvoirs que d'une manière intermittente. Elles laissent le plus souvent le gouvernement général du corps à la vie organique et de nutrition qui exerce sa fonction d'une manière continue. La vibration organique a le pouvoir vital le plus étendu. Celle-ci toutefois peut être à chaque instant obligée d'obéir a la vibration animale et à la vibration réflexe. Quand la vibration animale dort, la vibration organique et les réflexes ne dorment jamais. La vibration organique tient dans son domaine la digestion, la nutrition, l'assimilation, la désassimilation, les sécrétions. La sécrétion cutanée qui nous fait concevoir toute cette théorie est dans ses attributions.

Dans son exercice la vibration organique est inconsciente, insensible, involontaire ; son travail est tout mécanique tandis que celui de la vibration animale est au contraire sensible, volontaire et conscient. Examinons le rôle des vibrations réflexes. Il nous est démontré qu'il y a deux intensités dans les mouvements des nerfs réflexes : 1° la vibration réflexe qui ne peut aller que de la périphérie à la moelle épinière ; 2° celle qui de la périphérie arrive jusqu'au cerveau ou qui *vice-versâ* part de la moelle ou du cerveau pour aller jusqu'à la périphérie. Mouvement de bas en haut ou de haut en bas. Les premières sont inconscientes et les secondes conscientes. Les vibrations réflexes sont intermittentes, surgissent inopinément la nuit comme le jour et nous leur devons une foule de mauvaises actions et très peu de bonnes. Il faut leur rattacher la fièvre nerveuse, les songes, l'hypnotisme, l'épilepsie, la catalepsie, la folie. L'anatomie montre qu'il n'y a pas de nerfs réflexes spéciaux dans l'organisme. Toutefois les nerfs organiques et animaux éprouvent dans leur vibration centrifuge et centripète un choc en retour qui leur donne de nouvelles propriétés lesquelles sont caractérisées dans leurs actions nerveuses par les poussées de chaleur, de sueur et de rougeur de l'âge critique et tous les actes neurasthéniques inexpliqués. Les observations dermoscopiques indiquent que la vibration organique est 66 fois sur 100 maîtresse du travail fonctionnel cutané tandis que les vibrations animales et réflexes ne dominent la force organique que 33 fois sur 100. La vibration musculaire reste toujours à la disposition de la vibration animale sauf le cas de paralysie.

Tout acte de recomposition chimique dans les tissus c'est-à-dire d'oxydation du globule sanguin augmente le nombre de vibrations organiques et accroît l'intensité de la force nerveuse. Au contraire, tout acte de décomposition chimique dans les tissus, c'est-à-dire de désoxygénation du globule sanguin, diminue le nombre de vibrations et affaiblit l'intensité de la force nerveuse. Si la décomposition chimique organique se produit dans le réseau du grand sympathique il y aura jusqu'à la mort conservation de la connaissance. Si la décomposition chimique se produit dans le réseau de la vibration cérébro-spinale il y aura perte de connaissance avant la mort.

L'équilibre des vibrations nerveuses bilatérales est cause de l'unité de la vie. La vibration n'est pas dans les nerfs mais dans la force qui les parcourt. Cette manière de concevoir la vie la montre unifiée par la vibration soit dans le torrent circulatoire soit dans le mouvement musculaire soit dans le système nerveux central et périphérique soit dans le jeu des organes et de leurs fonctions soit enfin dans la plus petite molécule de la cellule vivante. Nous avons expliqué qu'il est dans la nature de la vibration de naître d'une foule de circonstances différentes d'origine et de cause. La vibration dans son essence se trouve être impondérable, immatérielle, immortelle.

Cette combinaison de toute les vibrations réunies sous la direction de la force nerveuse organique animale et réflexe explique l'unité de la vie dans tout le corps humain tant au point de vue général que local et bilatéral.

Tout vibre dans l'organisme avec un mouvement ininterrompu isochrone : 72 pulsations ou oscillations par minute pour le sang ; 72 vibrations par seconde pour les muscles ; un nombre indéterminé de vibrations nerveuses par seconde pour la production de la sécrétion cutanée. Ce mouvement vibratoire nerveux est tantôt intermittent pour la contraction musculaire et tantôt continu pour la sécrétion cutanée. La vibration nerveuse commence avec la vie et finit avec la mort. Son pouvoir vibrant se communique à tous les organes et à toutes les fonctions. Dans l'équilibre normal toutes les vibrations sont harmoniques ou à l'unisson. Elles parcourent tout le corps sans rencontrer d'obstacle à leurs évolutions de telle sorte que toutes les unités vibrantes forment un cercle sans fin qui nous fait croire que le premier signe de la vie est la première vibration nerveuse et que le signe certain de la mort est la dernière vibration nerveuse dont nous saisissons après la mort deux manifestations remarquables : l'une dans la dernière vibration musculaire et l'autre dans la dernière poussée sécrétoire cutanée. Le signe dynamoscopique et dermoscopique nous a fait admettre que l'ultimum moriens vient de l'arrêt de l'innervation et par suite de la dernière vibration nerveuse ; de même aussi en ce qui concerne le primum vivens, nous croyons que la vie commence avec la première vibration génératrice de la vie rudimentaire au moment de la conception. Après les vibrations nerveuses organiques animales et réflexes viennent les vibrations cellulaires, histogéniques, sanguines, respiratoires, digestives, musculaires, chimiques, électriques, physiques et mécaniques. La force nerveuse se forme peu à peu par la coordination de toutes les vibrations et dans cette équilibration il y a unité. L'accord de toutes ces vibrations ne se fait pas aussi facilement qu'on le pense. Expliquons sur quelles bases se produisent l'harmonie et l'équilibre de la force nerveuse. La bioscopie nous en donne la formule dans les deux sortes de tempéraments qu'elle nous a permis de bien classer.

D'après elle tout tempérament consiste à reconnaître dans quelle mesure se produit la répartition bilatérale de la force bioscopique révélée soit par les sons dynamoscopiques soit par le dosage de la sécrétion cutanée bilatérale des deux mains.

Les formules dermoscopiques permettent d'établir deux sortes de courants dynamiques bilatéraux et deux sortes de tempéraments ou constitutions. D'où la classification des personnes faibles et des personnes fortes. Les personnes faibles ont le courant gauche *plus faible* que celui de droite. Les personnes fortes ont le courant gauche *plus fort* que celui de droite. *Les formules dermoscopiques des personnes faibles* se divisent en 2 parties : Les faibles stables et les faibles instables.

1° Les personnes faibles stables ont à la 1re et à la 2me épreuve dermoscopique un courant moins fort à gauche qu'à droite ; 2° les personnes faibles instables ont à la 1re épreuve un courant plus fort à gauche qu'à droite mais à la seconde épreuve c'est le contraire qui se produit, le courant gauche devient plus faible que celui de droite.

Les formules dermoscopiques des personnes fortes se divisent en 2 parties ; les forts stables et les forts instables.

1° Les personnes fortes stables ont à la 1re et à la 2me épreuve un courant dermoscopique plus fort à gauche qu'à droite ; 2° les personnes fortes instables ont à la première épreuve un courant plus faible à gauche qu'à droite, mais à la seconde épreuve c'est le contraire qui se produit, le courant gauche devient plus fort que celui de droite.

La valeur des formules dermoscopiques repose sur la 2me épreuve. C'est en effet celle-ci qui détermine la caractéristique du tempérament nerveux ainsi que celle de la faiblesse des organes, soit du côté gauche soit du côté droit. Le tempérament nerveux a donc pour signe certain l'instabilité du travail dermoscopique bilatéral, travail qui déséquilibre pour un instant seulement le jeu fonctionnel de la force dynamique bilatérale. Le courant faible gauche devient inopinément fort gauche pour redevenir ensuite faible gauche. Le courant faible droit momentanément devient fort droit pour retrouver ensuite sa faiblesse normale. C'est pour cette raison que chacun de nous a presque toujours la nutrition plus forte d'un côté que de l'autre. La méthode dermoscopique est la seule méthode qui, en pathologie et en physiologie, dissipe les obscurités de la science médicale sur cette question si intéressante et qui nous fasse bien comprendre les irrégularités et les incertitudes du tempérament nerveux en même temps qu'elle nous donne le diagnostic des organes forts et des organes faibles.

Le tempérament nerveux instable gauche et le tempérament nerveux instable droit sont caractérisés par un travail nerveux réflexe déséquilibrant pour un moment seulement le travail fonctionnel bilatéral. Le côté faible gauche devient instantanément pour un temps très court fort gauche et puis redevient faible gauche. Le côté faible droit devient instantanément fort droit et puis redevient faible droit. Ces différentes manières d'être ne forment que deux sortes de tempéraments, le faible gauche et le faible droit, puisque le tempérament nerveux reste toujours avec la dominante faible gauche ou faible droite. On comprend avec la méthode bioscopique l'instabilité avec laquelle la sécrétion cutanée se transforme sous la direction des nerfs réflexes qui la modifient. La vibration organique qui est faible gauche devient subitement forte gauche pour redevenir ensuite faible gauche par suite d'un simple renversement de la force nerveuse. Cela ne peut se produire que par l'action réflexe d'une vibration en arrière ou d'un choc en retour. Certainement cette perturbation ne dure que très peu de temps, mais cela suffit pour que l'unité vitale ne soit inopinément troublée et ne produise la variabilité du tempérament nerveux.

Si ordinairement dans le calme de la distribution des forces bilatérales la vibration baisse d'un côté et hausse de l'autre cela dépend de l'influence dominatrice de la vibration organique ou d'un état organique plus faible d'un côté que de l'autre.

L'observation dermoscopique prouve que cela se passe ainsi 66 fois sur 100 tandis que 33 fois sur 100 les vibrations réflexes troublent dans un sens contraire l'équilibre normal de la vibration organique. L'intervention des réflexes est donc perturbatrice sur les fonctions. Elle trouble subitement et pour un moment seulement le régime de toutes les vibrations vivantes. Telle est la caractéristique de la neurasthénie, des névroses, des névralgies, de l'hypnotisme et de tous les cas dans lesquels il y a maladie nerveuse. La doctrine médicale de la vibration et de l'unité de la vie sous la direction de l'équilibre et du déséquilibre de la vibration nerveuse a pour point d'appui les nombreuses observations prises à l'aide de la double méthode dynamoscopique et dermoscopique.

A l'état normal et anormal y a t-il union et accord des vibrations organiques et animales? Nous répondons oui. Prenons par exemple l'état coxalgique. Une personne observée à l'état sain se trouve avoir l'équilibre bilatéral bioscopique. Survient-il une coxalgie du côté gauche aussitôt la vibration organique gauche devient plus faible que celle de droite et elle entraîne du même côté la faiblesse de la vibration animale cérébro-spinale. Les vibrations organiques et animales droites deviennent par contre plus fortes d'une quantité égale. Cette loi bioscopique subit une exception dans le cas d'apoplexie cérébrale avec hémiplégie. Avant l'attaque les deux vibrations sont faibles du côté de l'hémorrhagie cérébrale et fortes du côté opposé. Après l'attaque tout est changé. Si le foyer hémorrhagique a frappé le côté gauche du cerveau il a en même temps paralysé le côté droit. La diminution des vibrations organiques reste faible gauche, mais la diminution des vibrations musculaires et animales se produit plus faiblement à droite qu'à gauche. Il y a donc contradiction entre le pouvoir vibrant musculaire faible droit et le pouvoir vibrant organique faible gauche. Le pouvoir vibrant organique reste faible gauche comme avant l'attaque tandis que le pouvoir vibrant cérébral affaiblit et paralyse le côté droit. L'attaque d'apoplexie cérébrale produit ainsi le désaccord de ces deux sortes de vibrations ; ce qui est cause du défaut d'unité vitale et d'une mort fatale plus ou moins rapprochée.

Manifestations bioscopiques de la vibration nerveuse animale sur la contractibilité musculaire.

La bioscopie dynamoscopique mesure par l'intensité des sons musculaires au bout des doigts l'intensité des courants nerveux animaux entrecroisés qui produisent la contractibilité des muscles de l'avant-bras. Cette étude de bioscopie médicale et d'acoustique musculaire appliquée au diagnostic des paralysies compare les deux notes musculaires produites au bout de l'index du côté droit et du côté gauche.

La cessation du mouvement vibratoire digital d'un côté indique qu'il faut chercher la maladie dans les centres nerveux du côté opposé au doigt qui ne donne pas de vibration ou qui donne une vibration trop faible par rapport à l'autre côté.

Droitiers et gauchers au point de vue dynamoscopique.

Il y a à l'état normal autant de vibrations sonores du côté droit que du côté gauche. La note normale est de 72 vibrations par seconde des 2 côtés. Le courant nerveux qui agite la fibre musculaire est donc d'une égale intensité. Il n'y a donc pas normalement de droitiers ni de gauchers dynamoscopiques. Ce n'est que dans le cas d'hémiplégie que la suppression du courant nerveux d'un côté entraîne la paralysie de ce côté et rend le malade forcément gaucher ou droitier selon le côte qui lui reste bon.

Quel est le siège, quelle est la cause du bruit dynamoscopique c'est-à-dire des sons qui se produisent au bout des doigts ? Ces sons produisent une gamme descendante qui va de 72 vibrations à 64 vibrations, à 60 vibrations, à 54 vibrations, à 48 vibrations, à 42 vibrations, à 40 vibrations, à 36 vibrations. C'est la contraction fibrillaire insensible des muscles de l'avant-bras qui produit le bourdonnement digital ; mais l'oscillation de ses fibres n'est mise en mouvement qu'à la condition d'être constamment en rapport avec les nerfs moteurs de la vie cérébro-spinale. Toute paralysie éteint la contraction musculaire. Le muscle est admirablement organisé pour se contracter, se dilater, se rétrécir, s'allonger jusque dans ses fibres les plus petites. Le courant nerveux peut produire la vibration continue à la façon d'un courant électrique conduisant la voix, le son, le chant, etc. La fibrille musculaire animée par les nerfs en activité devient une corde sonore, le muscle est ainsi un instrument de résonnance et de vibration à la condition qu'il y ait un archet, c'est-à-dire un moteur. Ce moteur est ici la force cérébro-spinale ou vie animale. Il y a bien aussi un autre moteur qui fusionne avec celui-ci et dont les notes ne sont pas entendues bien qu'elles existent, c'est celui de la force nerveuse organique. Ces notes nous sont indiquées par les lois dermoscopiques de la sécrétion cutanée bilatérale que nous reproduisons à la fin de notre thèse. Les vibrations nerveuses ne sont pas entendues sur le trajet des nerfs et des filets nerveux. La vibration nerveuse y reste latente et interne. Toutes nos observations sur le trajet du sciatique ou des grands plexus nous ont conduit à des résultats négatifs. Toutefois nous savons positivement que si nous écoutons la vibration d'un muscle et que nous coupions à ce moment les nerfs qui s'y rendent nous savons que la vibration cesse tout à coup. Nous en concluons que le muscle reçoit des nerfs vivants les vibrations qui l'agitent. D'où il résulte qu'il nous est impossible de séparer la vibration des muscles de la force nerveuse qui les anime. Ce n'est pas tout, la vibration musculaire écoutée bilatéralement dans des points similaires produit l'accord ou le désaccord des sons indiquant l'intensité égale ou inégale des courants nerveux cérébro-spinaux, d'où la possibilité de reconnaître le côté du cerveau et de la moelle congestionnée de celui qui ne l'est pas et la possibilité de pouvoir prévenir une attaque d'apoplexie. Si un côté digital donne un ré normal 72 vibrations et que l'autre ne donne qu'un fa 42 vibrations le cerveau opposé au 42 vibrations sera congestionné et l'autre sera à l'état normal. D'où les lois mathématiques qui résultent de la coordination des sons musculaires bilatéraux formant la base de notre démonstration à savoir que la force nerveuse animale a pour centre le cerveau et la moelle d'où elle se répartit d'une manière entrecroisée à droite et à gauche avec des lois vibratoires fixes et déterminées. En voici l'application : la vibration digitale musculaire de l'index droit et gauche est représentée par un courant nerveux animal qui donne un ensemble d'oscillations fibrillaires dont la vitesse est de 72 va et vient par seconde. A l'état de santé les vibrations musculaires sont égales des deux côtés quelle que soit la hauteur du son. Cette égalité du son bilatéral musculaire indique que le courant nerveux cérébral est égal dans sa provenance de l'hémisphère cérébral droit et gauche. Il n'y a pas alors d'indication de congestion active ou passive dans le cerveau ni d'hypostase ou d'hyperstase cérébrale. Dans l'état de maladie soit cérébro-spinale soit méningienne soit dans le trajet des nerfs soit dans les muscles les deux notes digitales ne sont plus égales et le degré de la gravité de la maladie est en raison de la différence des sons qui sont représentés par la seconde, la tierce, la quarte, la quinte, la sixte, la septième et l'octave.

La méthode dynamoscopique devient ainsi pour le clinicien un moyen pratique de diagnostic pour prévoir longtemps à l'avance les maladies du système musculaire et du système nerveux soit central soit périphérique. Cela nous est arrivé pour M. B... de Nice qui présentait à notre observation un son de 42 vibrations à l'index droit et de 72 vibrations à l'index gauche. M. B... fut plus tard atteint d'une apoplexie cérébrale avec hémiplégie droite. Le côté des bruits dynamoscopiques les plus faibles désigne la lésion cérébrale du côté opposé. Les observations démontrent qu'il y a toujours entre les vibrations musculaires de droite et de gauche tout aussi bien que dans les nerfs qui les produisent un rapport mathématique caractérisant l'unité de la vie animale. Ces rapports mathématiques suffisent pour démontrer les principales lois du biocopisme et de la force nerveuse animale dont les vibrations se confondent avec celles de la force nerveuse organique pour unifier la vie de relation avec la vie de nutrition.

Manifestations de la vibration nerveuse sur la sécrétion cutanée.

La bioscopie dermoscopique mesure par les différences de la sécrétion cutanée des deux mains l'équilibre et le déséquilibre des courants nerveux organiques qui la produisent. L'expérience bioscopique a démontré que l'intensité du travail mécanique de la fonction cutanée correspondait exactement avec celle de tous les organes situés du même côté. C'est ainsi que dans la coxalgie gauche la sécrétion cutanée de la main gauche est plus faible que celle de la main droite et *vice-versâ*. C'est une loi de la bioscopie que toute la nutrition faible gauche se répartit également dans tous les organes du côté gauche pour correspondre en même temps à une nutrition proportionnellement plus forte du côté droit.

Droitiers et gauchers au point de vue dermoscopique.

La dermoscopie nous démontre qu'à l'état normal il y a équilibre de la sécrétion cutanée entre le côté droit et le côté gauche. Il n'y a donc pas normalement de droitier et de gaucher dermoscopique.

Au point de vue de la bioscopie cutanée il n'y a point de droiterie et de gaucherie. La droiterie est une affaire d'éducation et d'habitude. Toutefois il y a des cas exceptionnels où la droiterie et la gaucherie sont indépendantes de l'habitude et alors il faut en chercher la cause dans une mauvaise répartition originelle ou héréditaire des courants nerveux plus forts d'un côté que de l'autre. C'est alors un vice de déséquilibration facile à constater par les méthodes dynamoscopique et dermoscopique.

Que sait-on de l'influence du système nerveux sur la sécrétion cutanée?

Voici les dernières données de la science des physiologistes modernes. Nous divisons ces connaissances scientifiques en quatre parties : 1° Quel est sur l'acte sécrétoire cutané le pouvoir des nerfs cérébro-rachidiens ? 2° Quel est celui du grand sympathique et des vaso-moteurs ? 3° Quel est celui des nerfs réflexes ? 4° Quel est celui des trois modes nerveux réunis ?

De ces quatre questions nettement posées une seule la première est résolue par la physiologie. Les trois autres ne sont révélées et dévoilées que par les nombreuses observations de la bioscopie.

1° Quel est le pouvoir des nerfs cérébro-rachidiens sur l'acte sécrétoire cutané ?

Ce pouvoir a été découvert par Luchsinger et Vulpian. Ces deux savants ont provoqué l'apparition de la sueur sur la pulpe digitale de jeunes chiens ou chats en excitant le bout périphérique du nerf sciatique coupé (voie centrifuge) comme aussi en excitant le bout central du sciatique coupé de l'autre côté (voie centripète). Tous les nerfs de la sensibilité générale jouent le rôle d'excitants sécrétoires cutanés par voie centripète. Ils jouent aussi le même rôle par voie centrifuge. En effet la vue d'un grand danger provoque une forte sueur froide tout comme l'excitation d'un nerf périphérique provoque la transpiration. Les centres sécrétoires nerveux du cerveau ont été étudiés par Claude Bernard en piquant la substance grise du plancher du 4me ventricule à la racine des pneumogastriques. Claude Bernard a provoqué ainsi un diabète temporaire en piquant le 4me ventricule, en le touchant un peu plus bas il a produit une polyurie simple, et un peu plus bas encore une albuminurie. Luchsinger place le centre de la sécrétion sudorale dans la mœlle épinière. S'il coupe transversalement la moelle au niveau de la 9me vertèbre dorsale, le train postérieur du chien ou du chat cessera de suer tandis que les pattes antérieures continueront de transpirer activement.

Une autre preuve que les excitations sécrétoires peuvent venir tantôt de la périphérie nerveuse, c'est que l'écoulement des larmes peut être provoqué soit par la présence d'un corps étranger sur la conjonctive, soit par une émotion morale due à un souvenir douloureux. On ne peut expliquer que par l'intervention du système nerveux la propriété du jaborandi donnant d'abondantes sueurs et la propriété de l'atropine arrêtant la sueur. Adam Keurtz dit avoir vu la sueur apparaître trois quarts d'heure après la mort de jeunes chats sous l'influence de l'excitation de la moelle allongée.

Vulpian dit avoir fait les plus grands efforts pour découvrir la présence des nerfs dans les glandes sudoripares et n'avoir jamais pu y arriver. Malgré cela il fait l'aveu que les nerfs doivent s'y trouver. Cette confession d'un des plus grands physiologistes du siècle prouve les difficultés des recherches anatomiques histologiques et physiologiques entreprises dans le but de connaître le pouvoir des nerfs sécrétoires cutanés.

S'il est impossible aux anatomistes et aux physiologistes de démontrer l'existence des filets nerveux qui animent sûrement la sécrétion des glandes sudoripares, la dermoscopie se charge d'en faire la preuve par l'unité d'action des trois ordres d'activité nerveuse qui agissent sur le travail des glandes cutanées.

1° Quel est le pouvoir des nerfs de la vie musculaire sur la sécrétion cutanée ?

Ce pouvoir est démontré par le fait que la diminution d'amplitude de la vibration musculaire diminue la sécrétion cutanée et que son augmentation accroît le rôle de la transpiration.

2° Quel est le pouvoir des nerfs vaso-moteurs de la vie organique sur l'acte de la sécrétion sudorale ?

Bichat avait admis à priori et sans preuve que le grand sympathique était cause de la sécrétion cutanée. Claude Bernard dit que les nerfs cérébro-spinaux amoindrissent l'influence du grand sympathique sur l'acte sudoral. Schiff considère les vaso-moteurs comme les seuls nerfs de la peau glandulaire.

Toutes ces appréciations des plus grands physiologistes de l'époque sont vagues, indéterminées et nous ne croyons pas nous avancer beaucoup en affirmant que la science actuelle ne possède aucune donnée exacte sur le mode d'action du grand sympathique activant les fonctions de la peau. La Bioscopie seule nous donne les lois et le mode d'action du grand sympathique sur les glandes sudoripares par la classification des tempéraments que nous avons indiquée plus haut.

3° Manifestation de la vibration des nerfs réflexes sur la sécrétion cutanée.

Les nerfs réflexes impriment leurs actions inopinées et fugaces aux nerfs organiques animaux en troublant momentanément et pour un instant seulement l'ordre normal des fonctions de la peau. La bioscopie dermoscopique nous fait connaître les lois des nerfs réflexes. Ces lois sont celles qui agitent et provoquent le tempérament nerveux ; or nous savons que les réflexes changent subitement l'équilibre de la fonction bilatérale cutanée. Le côté qui transpirait le moins est celui qui pour un instant transpire le plus. Les réflexes renversent donc les lois de l'équilibre fonctionnel sudoripare mais pour un instant seulement.

Quel est le pouvoir des nerfs réflexes sur le travail glandulaire cutané des droitiers et des gauchers ?

Ceux-ci ne perçoivent aucun changement dans leur état cutané sous l'influence des nerfs réflexes parce que ceux-ci ont une influence trop brusque, trop rapide et de trop courte durée.

Enfin la physiologie ne peut pas nous dire davantage dans l'état actuel de la science quel est le pouvoir des trois modes nerveux réunis sur la production sécrétoire cutanée. La bioscopie dermoscopique seule nous apprend à combler cette lacune : en effet l'acte sécrétoire cutané est normalement et régulièrement sous la dépendance de tous les pouvoirs nerveux agissant séparément ou ensemble sous la direction de la force nerveuse. L'action des nerfs cérébro-spinaux n'est pas directe : l'action du grand sympathique est dominatrice. Il faut reconnaître que les nerfs organiques jouent le principal rôle dans l'acte de la fonction cutanée. Rarement l'égalité sudorale se produit à droite et à gauche. 33 fois sur 100 les glandes sudoripares ont une intensité moindre à gauche qu'à droite ; 33 fois sur 100 les glandes sudoripares ont une intensité moindre à droite qu'à gauche et 33 fois sur 100 les nerfs réflexes impriment leur volonté à cette fonction soit par une augmentation inopinée soit par une diminution brusque de son travail fonctionnel. Tel est le mode d'action des trois sortes de vibrations nerveuses réunies sur l'acte sudoral d'après les nombreuses observations de la dermoscopie. Voici maintenant comment nous interprétons les actes du système nerveux sur l'organisme d'après les modifications que les réflexes impriment aux glandes sudoripares. Si les glandes sudoripares du côté gauche d'accord avec tous les organes du côté gauche travaillent moins que celles du côté droit, tout à coup par une action réflexe consciente ou inconsciente sur les nerfs cérébro-rachidiens et organiques ceux-ci impriment à la sécrétion cutanée du côté gauche une activité plus grande que celle du côté droit ; cela dure environ une, deux ou trois minutes et puis les glandes sudoripares reprennent leur lenteur normale sur celles du côté droit. La même anomalie et le même travail peut se produire sur les glandes sudoripares du côté droit. Ceci est prouvé par la catégorie d'observations dermoscopiques caractérisant les tempéraments variables nerveux. Dans ce cas, si le côté gauche est le côté faible il devient tout à coup le plus fort par l'intervention des réflexes sur la moelle et le cerveau : c'est le contraire si le côté droit est le plus faible. N'y a-t-il pas dans ce fait de bioscopie dermoscopique si fréquent puisqu'il se produit une fois sur trois une preuve incontestable de l'intervention de l'immixtion des réflexes sur les nerfs cérébro-rachidiens et sur ceux du grand sympathique ? Intervention qui ne peut s'opérer qu'à l'aide de mouvements réflexes conscients ou inconcients. Cela est pour ainsi dire normal puisque cela se passe 33 fois sur 100. De là la preuve cutanée de l'union des trois vibrations sous la direction de la force nerveuse dans l'acte de la sécrétion sudoripare. Cette intervention momentanée des réflexes dans l'équilibre vibratoire organique rend l'organisme nerveux irritable et susceptible, d'où la caractéristique du nervosisme.

Cette instabilité nerveuse ne parvient pas toutefois à détruire l'unité vitale dominatrice coordonnant l'ensemble fonctionnel de tous les organes pas plus qu'elle n'enlève à chaque organe en particulier son séparatisme spécial. Tel est le cas des poussées de vapeur de l'âge critique.

La méthode bioscopique tout en proclamant l'autonomie de la force nerveuse réunissant l'ensemble de toutes les vibrations vivantes ne combat pas le régime séparatiste fonctionnel spécial à chaque organe et à chaque appareil organique.

De l'unité de toutes les vibrations nerveuses.

La nature a imposé les lois de l'équilibre à toutes les forces qui se répartissent dans le corps : aussi trouvons-nous dans ces lois la raison de l'unité d'action de toutes les vibrations nerveuses qui rendent solidaires tous les organes et toutes les fonctions.

Nos travaux de bioscopie nous montrent trois sortes de vibrations nerveuses unies entre elles par un rapport d'équilibre indispensable. Ces trois sortes de vibrations forment dans le mouvement général dynamique un cercle sans fin. La bioscopie nous apprend à connaître qu'il y a une loi de nutrition qui est celle-ci : le côté qui a la sécrétion manuelle la plus faible correspond au côté qui a les organes les plus faibles. Le côté qui a la sécrétion manuelle la plus forte correspond à celui qui a les organes les plus forts. De plus, les quantités hygrométriques les plus faibles d'un côté correspondent proportionnellement à des quantités exactement plus fortes de l'autre côté. Si un côté baisse d'un quart, l'autre côté hausse d'un quart et réciproquement. La dermoscopie prouve ainsi qu'il y a toujours un côté qui se nourrit moins que l'autre. Cela ne veut pas dire que celui qui se nourrit moins soit le plus faible au point de vue musculaire. Il faut s'entendre là-dessus. Notre méthode dermoscopique n'a aucun rapport avec la dynamométrie et le dynamomètre. Tandis que la dermoscopie mesure le degré de sécrétion cutanée manuelle, ce qui constitue un acte de désassimilation et de dénutrition, la dynamométrie mesure par les mains le degré de contractilité musculaire de l'avant-bras. Dans le langage ordinaire, quand on parle du côté le plus fort, on veut dire le côté qui a les plus puissants muscles : or les muscles se fortifient par l'exercice comme les bras des boulangers et les jambes des danseurs. Dans le langage dermoscopique, quand on parle du côté le plus fort, on veut dire celui qui a la sécrétion cutanée la plus forte par rapport à celui qui l'a moindre. L'exercice ne peut rien sur la sécrétion cutanée mais il agit puissamment sur la contractilité de la force musculaire. Le côté qui a les muscles les plus développés est souvent celui qui a le moins de sécrétion et *vice-versâ*. Ces deux actes physiologistes ont des lois toutes différentes. L'expérience de la bio-dermoscopie nous enseigne que le rôle dermoscopique correspond à celui qui a la nutrition la plus faible et les organes les plus faibles. Pour le prouver nous prenons pour exemple les coxalgiques. Ceux du côté gauche ont toujours la sécrétion cutanée moindre de la main gauche : ceux du côté droit ont la sécrétion cutanée moindre de la main droite. Il en est de même pour les personnes atteintes du cancer du sein gauche et du sein droit, pour des pleurésies gauches et droites, les arthrites gauches et droites, à la condition toutefois que les maladies bilatérales soit à l'état passif et non à l'état actif ; car dans ce dernier cas les lois dermoscopiques sont renversées. Le côté qui se nourrit le moins est aussi celui qui a le moins de vibrations nerveuses. La cause de la faiblesse des vibrations nerveuses est due tantôt à une diminution d'intensité du courant nerveux et tantôt à l'organe malade qui arrête le pouvoir vibrant de la force nerveuse. C'est par les vibrations réflexes que la bioscopie arrive à démontrer que le travail mécanique de la force nerveuse produit la sécrétion cutanée. Les nerfs du grand sympathique par les vaso - moteurs agissent directement sur les glandes sudoripares et les font fonctionner. Les nerfs cérébro-spinaux s'unissent aux nerfs organiques pour un travail commun tandis que les réflexes ne surviennent que pour troubler momentanément l'éclat normal de la fonction de la peau. Les trois sortes de vibrations centrifuges ou centripètes sont donc actives sur la sécrétion cutanée. La biodermoscopie vient ainsi éclairer l'un des points les plus obscurs de la physiologie, c'est-à-dire qu'elle *est l'action du système nerveux sur la sécrétion cutanée.* Elle sert aussi à élucider un point de la science qui est un mystère jusqu'à ce jour, à savoir :

Pourquoi les nerfs du cerveau et de la moelle sont-ils entrecroisés ?

L'entrecroisement des nerfs cérébro-rachidiens a été reconnu de tout temps par les anatomistes, les physiologistes et les cliniciens. Mais on ne savait pas pourquoi la nature avait fait cet entrecroisement. Nous allons simplement en donner la raison bioscopique. Le cerveau se nourrit d'une manière bilatérale à la façon de tous les autres organes. La dermoscopie nous renseigne que la nutrition du cerveau faible du côté gauche est compensée d'une quantité égale de nutrition plus forte dans le cerveau droit et que la faiblesse de la force nerveuse du cerveau droit est compensée par une égale quantité de force nerveuse plus grande dans le cerveau gauche. Cela étant, comme les nerfs du cerveau sont entrecroisés, la vibration trop faible gauche vient affaiblir et atténuer la vibration trop forte droite, de même que la vibration trop forte droite vient augmenter et fortifier la vibration trop faible gauche. C'est la vibration organique faible gauche qui est cause de la faiblesse du cerveau gauche et *vice-versâ:* c'est la vibration organique faible droite qui est cause de la faiblesse du cerveau droit. De là l'explication rationnelle que l'entrecroisement des nerfs cérébro-spinaux résulte d'une loi mécanique naturelle, indispensable à l'équilibre, à la coordination et à l'harmonie des forces qui imposent le travail mécanique de la vie de nutrition et de la vie de relation sous la direction des courants de la force nerveuse unifiée. Cette équilibration et cette pondération étaient absolument nécessaires pour la régularité du mouvement et le maintien de l'unité de la vie. Sans cela les déviations organiques bilatérales seraient normales et nous serions tous difformes. Les uns inclinés et penchés à gauche, les autres à droite. La nature est trop habile pour avoir laissé s'accomplir cette monstruosité ridicule et grotesque dans toute l'échelle animale. Nous croyons même que dans de pareilles conditions la vie n'aurait pas été possible et que nous serions restés dans le néant.

La bioscopie dynamoscopique et dermoscopique longtemps méditée nous a conduit à admettre l'existence de l'unité vitale sous la direction de la vibration des forces nerveuses auxquelles sont soumises les vibrations d'ordre chimique, électrique, physique, mécanique dans l'organisme en action. Si elles n'étaient pas reliées entre elles par une force de même nature, elles seraient sans coordination dans l'organisme et les nerfs dominateurs ne seraient pas entrecroisés. Or c'est tout autrement qu'il faut comprendre la vie. Celle-ci est un type qui appartient à l'individualité, laquelle est soumise à l'espèce. Ce type primitif se transmet par voie de généalogie et d'hérédité. Il reste supérieur à toutes les forces chimiques. Celles-ci restent toutefois indispensables à sa nutrition pour la formation de nouvelles individualités. Mais chaque génération nouvelle nourrie par les forces chimiques travaillera sur un modèle, sur un patron préexistant à sa création récente. Il y a donc avant l'intervention des forces physiques et chimiques un état spécial latent devant lequel nous sommes obligés de nous incliner, sorte de force première à la façon du feu contenu dans le phosphore : c'est le *primum vivens* qui sert de charpente à la structure organique et à l'unité de la vie. La bioscopie dynamoscopique et dermoscopique nous enseigne que cet état spécial est dû à l'entrecroisement de l'embryon des animaux et à celui des graines des végétaux. Cet entrecroisement constitue à lui seul le fait type sur lequel se modèle l'organisation vivante. Les forces physiques et chimiques ne se transforment dans l'organisme en forces animales que grâce à cet entrecroisement embryonaire lequel se reçonnaît toute la vie dans les fibres entrecroisées du cerveau et de la moelle. Le grain de blé semé en terre ne peut produire sa germination, sa racine, sa tige et son épi qu'à cause d'une pareille disposition originelle. Les forces organiques terrestres perpétuent ainsi chaque espèce animale et végétale. C'est donc par l'entrecroisement du germe que se produisent l'équilibre et l'harmonie de toutes les forces organiques et animales de la création. Nous sommes arrivés au point où nous devons résumer la doctrine mathématique de l'unité de la vie. D'après notre méthode l'unité vitale ne peut pas s'expliquer par une hausse et une baisse au-dessous et au-dessus d'un point normal appelé la santé. On ne peut pas établir une échelle vitale à la façon des degrés barométriques et thermométriques. Telle que nous la concevons l'unité vitale n'est pas une entité comme le concevait l'école d'Hippocrate et de Montpellier. L'unité vitale est un rapport mathématique entre les deux forces organiques bilatérales qui animent le corps. Ce rapport se fait dynamiquement au point d'entrecroisement des nerfs organiques et des fibres nerveuses du cerveau et de la moelle là où la vie organique devient animale et *vice-versâ*. Quoique dépendant du même courant celui-ci s'y est transformé en prenant de nouvelles propriétés. L'union centrale des deux courants organiques et animaux représente le rapport des deux termes d'une fraction produisant l'équilibre comme si par une opération mathématique elle était réduite au même dénominateur.

Telle est notre manière de concevoir l'unité vitale.

Quand les deux courants bilatéraux sont égaux l'équilibre dynamique est parfait : c'est le $\frac{100}{100}$. Cet équilibre peut se faire avec un chiffre quelconque à la seule condition d'égalité d'intensité des deux courants comme $\frac{5}{5} = \frac{100}{100}$ $\frac{10}{10} = \frac{100}{100}$. Cet équilibre parfait représente l'égalité des forces bilatérales ou *l'isosthénie*. Si l'équilibre est stable faible gauche et fort droit, c'est *l'hyposthénie* gauche par rapport à *l'hypersthénie* droite. Si l'équilibre est stable fort gauche et faible droit, c'est *l'hypersthénie* gauche par rapport à *l'hyposthénie* droite. Si l'équilibre est instable et variable tantôt fort gauche et puis faible gauche dans un temps très court, c'est *l'hyposthénie gauche variable et nerveuse.* Si l'équilibre est instable tantôt faible gauche et tantôt fort gauche, c'est *l'hypersthénie gauche nerveuse et variable.* Telles sont les lois qui régissent l'équilibre et le déséquilibre des forces organiques et animales bilatérales.

Lois que nous réduisons *à deux.*

En effet, les équilibrations dermoscopiques absolues sont rares ou momentanées et nous n'en tenons compte que théoriquement.

De là la classification des deux lois suivantes de la bioscopie dermoscopique :

1re LOI

De l'hyposthénie gauche par rapport à l'hypersthénie droite stable et instable.

Hyposthénie gauche stable formule mathématique.

1re épreuve : $\frac{12}{12} = \frac{100}{100}$

2me épreuve : $\frac{4}{4} = \frac{100}{100}$

Moyenne : $\frac{100}{100}$

Hyposthénie gauche instable nerveuse, formule mathématique

$$1^{re}\text{ épreuve : } \frac{12}{6} = \frac{200}{100}$$

$$2^{me}\text{ épreuve : } \frac{6}{12} = \frac{50}{100}$$

$$\text{Moyenne : } \frac{125}{100}$$

2me LOI

De l'hypersthénie gauche par rapport à l'hyposthénie droite stable et instable.

Hypersthénie gauche stable, formule mathématique.

$$1^{re}\text{ épreuve : } \frac{12}{6} = \frac{200}{100}$$

$$2^{me}\text{ épreuve : } \frac{18}{12} = \frac{150}{100}$$

$$\text{Moyenne : } \frac{175}{100}$$

Hypersthénie gauche instable nerveuse, formule mathématique.

$$1^{re}\text{ épreuve : } \frac{6}{12} = \frac{50}{100}$$

$$2^{me}\text{ épreuve : } \frac{12}{6} = \frac{200}{100}$$

$$\text{Moyenne : } \frac{125}{100}$$

Nota. — Dans tous les états nerveux, c'est le 2me rapport qui est le bon indicateur, c'est celui qui désigne le côté des organes faibles. Le 1er rapport peut donc être faux et comme il ne faut pas s'y fier pour porter un diagnostic sûr, il en résulte qu'il est toujours nécessaire de faire pour une formule de bioscopie dermoscopique deux épreuves. La pratique dermoscopique de deux épreuves successives n'est donc pas indiquée comme une simple mesure de vérification ; c'est une nécessité de la science elle-même qui ne peut se constituer sans les deux épreuves successives.

Gamme descendante du mouvement dermoscopique de l'hyposthénie gauche par rapport à l'hypersthénie droite.

Les organes sont faibles du côté gauche.

$$\frac{\text{Main gauche } 1}{\text{Main droite } 1} = \frac{100}{100} \text{ fondamentale}$$

M. g. / M. d. $\frac{8}{9} = \frac{88}{100}$ seconde

M. g. / M. d. $\frac{4}{5} = \frac{80}{100}$ tierce

M. g. / M. d. $\frac{3}{4} = \frac{75}{100}$ quarte

M. g. / M. d. $\frac{2}{3} = \frac{66}{100}$ quinte

M. g. / M. d. $\frac{3}{5} = \frac{60}{100}$ sixte

M. g. / M. d. $\frac{8}{15} = \frac{54}{100}$ septième

M. g. / M. d. $\frac{1}{2} = \frac{50}{100}$ octave

Gamme ascendante du mouvement dermoscopique de l'hyposthénie droite par rapport à l'hypersthénie gauche.

Les organes sont faibles du côté droit.

Main gauche / Main droite $\frac{9}{8} = \frac{112}{100}$ seconde

M. g. / M. d. $\frac{5}{4} = \frac{125}{100}$ tierce

M. g. / M. d. $\frac{4}{3} = \frac{133}{100}$ quarte

M. g. / M. d. $\frac{3}{2} = \frac{150}{100}$ quinte

M. g. / M. d. $\frac{5}{3} = \frac{166}{100}$ sixte

M. g. / M. d. $\frac{15}{8} = \frac{180}{100}$ septième

M. g. / M. d. $\frac{2}{1} = \frac{200}{100}$ octave

Gamme ascendante du mouvement vibratoire musculaire dynamoscopique avec hyposthénie gauche et hypersthénie droite.

Bruit digital de l'index gauche / — droit $\frac{\text{ré } 72^{v}}{\text{ré } 72^{v}} = \frac{1}{1} = \frac{100}{100}$ fondamentale

Index gauche do 64^{v} / — droit ré 72^{v} $= \frac{8}{9} = \frac{8 \times 8}{9 \times 8} = \frac{64}{72}$ équivaut à $\frac{87}{100}$ seconde.

$$\frac{\text{Index gauche si } 60^{v}}{\text{— droit ré} = 75^{v}} = \frac{4}{5} = \frac{4 \times 15}{5 \times 15} = \frac{60}{75} \text{ équivaut à } \frac{80}{100} \text{ tierce.}$$

$$\frac{\text{Index gauche la } 54^{v}}{\text{— droit ré } 72^{v}} = \frac{3}{4} = \frac{6 \times 9}{8 \times 9} = \frac{54}{72} \text{ équivaut à } \frac{75}{100} \text{ quarte.}$$

$$\frac{\text{Index gauche sol } 48^{v}}{\text{— droit ré } 72^{v}} = \frac{2}{3} = \frac{2 \times 24}{3 \times 24} = \frac{48}{72} \text{ équivaut à } \frac{66}{100} \text{ quinte.}$$

$$\frac{\text{Index gauche fa dièze}}{\text{— droit ré dièze}} = \frac{3}{5} = \frac{3 \times 15}{5 \times 15} = \frac{45}{75} \text{ équivaut à } \frac{60}{100} \text{ sixte.}$$

$$\frac{\text{Index gauche mi } 40}{\text{— droit ré } 75} = \frac{8}{15} = \frac{5 \times 8}{5 \times 15} = \frac{40}{75} \text{ équivaut à } \frac{54}{100} \text{ septième}$$

$$\frac{\text{Index gauche ré } 36}{\text{— droit ré } 72} = \frac{1}{2} = \frac{1 \times 36}{2 \times 36} = \frac{36}{72} \text{ équivaut à } \frac{50}{100} \text{ octave.}$$

Gamme des degrés de baisse droite dynamoscopique de l'hypersthénie gauche par rapport à l'hyposthénie droite.

$$\frac{\text{Index droit ré} = 72^{v}}{\text{— gauche ré} = 72^{v}} = \frac{1}{1} = \frac{100}{100} \text{ fondamentale.}$$

$$\frac{\text{Index droit do} = 64^{v}}{\text{— gauche ré} = 72} = \frac{8}{9} = \frac{8 \times 8}{9 \times 8} = \frac{64}{72} \text{ équivaut à } \frac{87}{100} \text{ seconde.}$$

$$\frac{\text{Index droit si} = 60^{v}}{\text{— gauche ré}^{b} = 75} = \frac{4}{5} = \frac{4 \times 15}{5 \times 15} = \frac{60}{75} \text{ équivaut à } \frac{80}{100} \text{ tierce.}$$

$$\frac{\text{Index droit la} = 54^{v}}{\text{— gauche ré} = 72^{v}} = \frac{3}{4} = \frac{6 \times 9}{8 \times 9} = \frac{54}{72} \text{ équivaut à } \frac{75}{100} \text{ quarte.}$$

$$\frac{\text{Index droit sol} = 48^{v}}{\text{— gauche ré} = 72^{v}} = \frac{2}{3} = \frac{2 \times 24}{3 \times 24} = \frac{48}{72} \text{ équivaut à } \frac{66}{100} \text{ quinte.}$$

$$\frac{\text{Index droit fa} = 45^{v}}{\text{— gauche ré} = 75} = \frac{3}{5} = \frac{3 \times 15}{5 \times 15} = \frac{45}{75} \text{ équivaut à } \frac{60}{100} \text{ sixte.}$$

$$\frac{\text{Index droit mi} = 40^{v}}{\text{— gauche ré} = 75} = \frac{8}{15} = \frac{5 \times 8}{5 \times 15} = \frac{40}{75} \text{ équivaut à } \frac{54}{100} \text{ septième.}$$

$$\frac{\text{Index droit ré} = 36}{\text{— gauche ré} = 72} = \frac{1}{2} = \frac{1 \times 36}{2 \times 36} = \frac{36}{72} \text{ équivaut à } \frac{50}{100} \text{ octave.}$$

NOTA *sur la gamme ascendante dynamoscopique.* — La hausse dynamoscopique évolue de 72 vibrations à l'index droit pour faire entendre à l'index gauche 80, 90, 96, 108, 120, 135, 144 vibrations. Cette gamme théorique doit être comprise de la façon suivante : Le ré 72 vib. est fixe à l'index gauche et en fondamentale, mais à l'index droit il produit la gamme descendante 64, 60, 54, 48, 45, 40, 36 vibrations. La vibration reste toujours supérieure à l'index gauche et descend à celui de droite. Ces deux gammes sont semblables quoique présentées différemment.

MESURE DE LA FORCE BIOSCOPIQUE

PAR LES DEGRÉS

de la gamme dynamoscopique et dermoscopique

DEGRÉS DYNAMOSCOPIQUES					DEGRÉS DERMOSCOPIQUES				
ré/ré	octave	2/1	2 x 72 / 1 x 72	144	24/12	octave	2/1	1 : 100 :: 2 : 200	200
do/ré	septième	15/8	15 x 9 / 8 x 9	135	15/8	septième	15/8	8 : 100 :: 15 : 187	180
si/ré	sixte	5/3	5 x 24 / 3 x 24	120	15/9	sixte	5/3	3 : 100 :: 5 :: 166	166
la/ré	quinte	3/2	3 x 36 / 2 x 36	108	36/24	quinte	3/2	2 : 100 :: 3 : 150	150
sol/ré	quarte	4/3	4 x 24 / 3 x 24	96	12/9	quarte	4/3	3 : 100 :: 4 : 133	133
fa/ré	tierce	5/4	5 x 18 / 4 x 18	90	20/16	tierce	5/4	4 : 100 :: 5 : 125	125
mi/ré	seconde	9/8	9 x 9 / 8 x 9	80	18/16	seconde	9/8	8 : 100 :: 9 : 112	112
ré/ré	fondamentale	1/1	1 x 72 / 1 x 72	72	12/12	fondamentale	1/1	1 : 100 :. 1 : 100	100
2 notes 2 index	gamme	intervalles		degrés 2	hygrométries 2 mains	gamme	intervalles		degrés

HAUSSE (1) — HAUSSE

Equilibre dynamoscopique ré/ré 72°/72° 1/1 — Equilibre dermoscopique 24/24 100/100 1/1

BAISSE — BAISSE

2 index 2 notes	gamme	intervalles		degrés 2	2 mains hygrométries	gamme	intervalles		degrés
ré/ré	fondamentale	1/1	1 x 72 / 1 x 72	72	24/24	fondamentale	1/1	1 : 100 :: 1 : 100	100
do/ré	seconde	8/9	8 x 8 / 9 x 8	64	16/18	seconde	8/9	9 : 100 :. 8 : 88	88
si/ré	tierce	4/5	4 x 15 / 5 x 15	60	16/20	tierce	4/5	5 : 100 :: 4 : 80	80
la/ré	quarte	3/4	6 x 9 / 8 x 9	54	9/12	quarte	3/4	4 : 100 :: 3 : 75	75
sol/ré	quinte	2/3	2 x 24 / 3 x 24	48	24/36	quinte	2/3	3 : 100 :: 2 : 66	66
fa/ré	sixte	3/5	3 x 15 / 5 x 15	45	9/15	sixte	3/5	5 : 100 :: 3 : 60	60
mi/ré	septième	8/15	8 x 5 / 15 x 5	40	8/15	septième	8/15	15 : 100 :: 8 : 54	54
ré/ré	octave	1/2	1 x 36 / 2 x 36	36	12/24	octave	1/2	2 : 100 :: 1 : 50	50

(1) *La gamme de hausse dynamoscopique est théorique. La pratique montre le ré 72v fixe l'index gauche et la gamme descendante sur l'index droit avec les notes 64, 60, 54, 48, 45, [illegible], 36 vibrations.*

RÉSUMÉ

de la doctrine bioscopique de l'Unité de la Vie et de la Vibration

I

La cause du mouvement de la vie de nutrition vient de l'inégalité des deux courants organiques bilatéraux nés de la digestion et produisant l'oscillation fonctionnelle et la vibration cellulaire bioscopique.

II

La cause de l'équilibration de la vie organique et animale vient de l'entrecroisement dans le cœur et dans le cerveau des deux courants organiques bilatéraux. Le courant faible gauche diminue le courant fort droit et le courant fort droit augmente le courant faible gauche.

III

La cause de l'unité de la vie organique et animale vient de la confusion des deux courants bilatéraux aux points d'entrecroisement soit cardiaque soit cérébral.

IV

La cause de la motilité et de la sensibilité vient de la transformation dans le cerveau et la moelle des deux courants organiques en un courant animal que la science n'a pu séparer.

V

La cause de l'intelligence et des phénomènes de l'âme vient d'un état spécial que la science, la physiologie et la philosophie ne peuvent expliquer rationnellement.

Nous croyons donc à l'existence de deux courants nerveux organiques bilatéraux prenant leur origine, le gauche dans le travail de la digestion stomacale, le droit dans le travail de la digestion hépatique. Ces deux courants sont inégaux : ils suivent le trajet du grand sympathique et l'animent. Avec lui le réseau artériel de tout le corps distribue à chaque tissu, à chaque organe, à chaque cellule anatomique l'élément qui lui convient. Nous disons que ce double courant organique, similaire du fluide nerveux, n'est pas égal à droite et à gauche parce que leur égalité absolue les annihilerait, arrêterait tout travail dynamique et produirait la syncope et l'arrêt de la vie. Il y a toutefois une équilibration normale entre ces deux forces. Le côté droit et le côté gauche s'arrangent à la façon des deux plateaux d'une balance ayant des poids inégaux. Ils subissent la loi de proportionalité bilatérale. Ce qui est en plus d'un côté est en moins de l'autre. Il est donc normal qu'il y ait au point de vue organique un côté plus faible que l'autre et que la nutrition ne soit pas égale dans sa répartition. *Telle est l'origine du mouvement de la vie organique.*

Si la nutrition n'est pas égale entre les deux côtés du corps, les deux hémisphères cérébraux ne peuvent pas être égaux ; car le cerveau se nourrit à la façon de tous les autres organes. Il y a donc un cerveau plus faible et un cerveau plus fort ; c'est tantôt le gauche tantôt le droit selon le côté le plus nourri et le moins nourri. Toutefois la disposition anatomique des deux cerveaux et de leur double rangée de nerfs cérébro-spinaux est telle que les fibres, les cellules et les nerfs de chaque hémisphère passent du côté opposé. Un double courant nerveux cérébro-spinal passe donc de droite à gauche et celui de gauche à droite. De plus le courant nerveux organique subit dans le cerveau une transformation spéciale qui lui donne de nouvelles dispositions ou propriétés : celle du mouvement volontaire et celle de la sensibilité. Le courant organique cérébral sans perdre de ses propriétés acquises en acquiert de nouvelles. La plus remarquable est celle de donner à l'organisme physique intellectuel et moral l'équilibration nécessaire à une bonne répartition bilatérale de l'unité vitale. C'est à l'entrecroisement des nerfs et du fluide nerveux cérébro-spinaux que nous devons *l'équilibre de la vie*, c'est-à-dire *l'union de l'organique et de l'animal*. Il est impossible de séparer ces deux fluides qui n'en forment qu'un.

Ce n'est pas tout. Au moment et au point de l'entrecroisement des nerfs et du fluide nerveux organique perfectionné il se produit une conjonction des deux fluides bilatéraux. Conjonction de confusion ou de juxtaposition assez intime pour qu'il y ait momentanément unité instantanée très courte, très rapide et si fréquemment répétée qu'il en résulte un mouvement continu ininterrompu. Nous croyons que cela explique *l'unité de la vie* que nous considérons comme le *rapport vital de l'entrecroisement* des deux fluides qu'on ne peut à ce moment ni séparer ni disjoindre. D'où la formation du mouvement bioscopique dans un cercle sans fin et sans solution de continuité.

L'unité de la vie se produit donc, selon nos idées physiologiques, comme un rapport nécessaire et mathématique entre les deux fluides au moment de leur conjonction.

Il en résulte un mouvement vital continu et non interrompu qui explique ***la loi de l'unité de la vie;*** laquelle, nous croyons, être une nécessité de l'entrecroisement des deux fluides nerveux qu'on ne peut, jusqu'à ce jour, ni séparer ni disjoindre. Ils forment dans leur union un cercle sans fin et sans solution de continuité et malgré la bilatéralité distincte des deux fluides, leur entrecroisement est entre eux cause d'un rapport mathématique de la vie, ce qui en constitue l'unité indissoluble. La mort de l'un entraîne celle de l'autre d'une manière fatale.

TABLEAU

DES

DEGRÉS DERMOSCOPIQUES

DE

l'Hypersthénie gauche avec Hyposthénie droite

ET DE

l'Hyposthénie gauche avec Hypersthénie droite

TABLEAU DERMOSCOPIQUE DE L'HYPERSTHÉNIE

$\frac{2}{1}=2.00$	$\frac{3}{1}=3.00$	$\frac{4}{1}=4.00$	$\frac{5}{1}=5.00$	$\frac{6}{1}=6.00$	$\frac{7}{1}=7.00$	$\frac{8}{1}=8.00$	$\frac{9}{1}=9.00$	$\frac{10}{1}=10.00$	$\frac{11}{1}=11.00$	$\frac{12}{1}=12.00$	
	$\frac{3}{2}=1.50$	$\frac{4}{2}=2.00$	$\frac{5}{2}=2.50$	$\frac{6}{2}=3.00$	$\frac{7}{2}=3.50$	$\frac{8}{2}=4.00$	$\frac{9}{2}=4.50$	$\frac{10}{2}=5.00$	$\frac{11}{2}=5.50$	$\frac{12}{2}=6.00$	$\frac{13}{2}=$
		$\frac{4}{3}=1.33$	$\frac{5}{3}=1.66$	$\frac{6}{3}=2.00$	$\frac{7}{3}=2.33$	$\frac{8}{3}=2.66$	$\frac{9}{3}=3.00$	$\frac{10}{3}=3.33$	$\frac{11}{3}=3.66$	$\frac{12}{3}=4.00$	$\frac{13}{3}=$
			$\frac{5}{4}=1.25$	$\frac{6}{4}=1.50$	$\frac{7}{4}=1.75$	$\frac{8}{4}=2.00$	$\frac{9}{4}=2.25$	$\frac{10}{4}=2.50$	$\frac{11}{4}=2.75$	$\frac{12}{4}=3.00$	$\frac{13}{4}=$
				$\frac{6}{5}=1.20$	$\frac{7}{5}=1.40$	$\frac{8}{5}=1.60$	$\frac{9}{5}=1.80$	$\frac{10}{5}=2.00$	$\frac{11}{5}=2.20$	$\frac{12}{5}=2.40$	$\frac{13}{5}=$
					$\frac{7}{6}=1.16$	$\frac{8}{6}=1.33$	$\frac{9}{6}=1.50$	$\frac{10}{6}=1.66$	$\frac{11}{6}=1.83$	$\frac{12}{6}=2.00$	$\frac{13}{6}=$
						$\frac{8}{7}=1.14$	$\frac{9}{7}=1.28$	$\frac{10}{7}=1.43$	$\frac{11}{7}=1.57$	$\frac{12}{7}=1.71$	$\frac{13}{7}=$
							$\frac{9}{8}=1.12$	$\frac{10}{8}=1.25$	$\frac{11}{8}=1.37$	$\frac{12}{8}=1.50$	$\frac{13}{8}=$
								$\frac{10}{9}=1.11$	$\frac{11}{9}=1.22$	$\frac{12}{9}=1.33$	$\frac{13}{9}=$
									$\frac{11}{10}=1.10$	$\frac{12}{10}=1.20$	$\frac{13}{10}=$
										$\frac{12}{11}=1.09$	$\frac{13}{11}=$
											$\frac{13}{12}=$

:OTÉ GAUCHE AVEC HYPOSTHÉNIE DU COTÉ DROIT

$=7.00$

$=4.66\ \frac{15}{3}=5.00\ \frac{16}{3}=5.33$

$=3.50\ \frac{15}{4}=3.75\ \frac{16}{4}=4.00\ \frac{17}{4}=4.25\ \frac{18}{4}=4.50$

$=2.80\ \frac{15}{5}=3.00\ \frac{16}{5}=3.20\ \frac{17}{5}=3.40\ \frac{18}{5}=3.60\ \frac{19}{5}=3.80\ \frac{20}{5}=4.00$

$=2.33\ \frac{15}{6}=2.50\ \frac{16}{6}=2.66\ \frac{17}{6}=2.83\ \frac{18}{6}=3.00\ \frac{19}{6}=3.16\ \frac{20}{6}=3.33\ \frac{21}{6}=3.50\ \frac{22}{6}=3.66$

$=2.00\ \frac{15}{7}=2.14\ \frac{16}{7}=2.28\ \frac{17}{7}=2.43\ \frac{18}{7}=2.57\ \frac{19}{7}=2.71\ \frac{20}{7}=2.85\ \frac{21}{7}=3.00\ \frac{22}{7}=3.14\ \frac{23}{7}=3.28\ \frac{24}{7}=3.43$

$=1.75\ \frac{15}{8}=1.87\ \frac{16}{8}=2.00\ \frac{17}{8}=2.12\ \frac{18}{8}=2.25\ \frac{19}{8}=2.37\ \frac{20}{8}=2.50\ \frac{21}{8}=2.62\ \frac{22}{8}=2.75\ \frac{23}{8}=2.87\ \frac{24}{8}=3.00$

$=1.55\ \frac{15}{9}=1.66\ \frac{16}{9}=1.77\ \frac{17}{9}=1.88\ \frac{18}{9}=2.00\ \frac{19}{9}=2.11\ \frac{20}{9}=2.22\ \frac{21}{9}=2.33\ \frac{22}{9}=2.44\ \frac{23}{9}=2.55\ \frac{24}{9}=2.68$

$=1.40\ \frac{15}{10}=1.50\ \frac{16}{10}=1.60\ \frac{17}{10}=1.70\ \frac{18}{10}=1.80\ \frac{19}{10}=1.90\ \frac{20}{10}=2.00\ \frac{21}{10}=2.10\ \frac{22}{10}=2.20\ \frac{23}{10}=2.30\ \frac{24}{10}=2.40$

$=1.27\ \frac{15}{11}=1.36\ \frac{16}{11}=1.45\ \frac{17}{11}=1.54\ \frac{18}{11}=1.63\ \frac{19}{11}=1.72\ \frac{20}{11}=1.81\ \frac{21}{11}=1.90\ \frac{22}{11}=2.00\ \frac{23}{11}=2.09\ \frac{24}{11}=2.18$

$=1.17\ \frac{15}{12}=1.25\ \frac{16}{12}=1.33\ \frac{17}{12}=1.41\ \frac{18}{12}=1.50\ \frac{19}{12}=1.58\ \frac{20}{12}=1.66\ \frac{21}{12}=1.75\ \frac{22}{12}=1.83\ \frac{23}{12}=1.91\ \frac{24}{12}=2.00$

$=1.08\ \frac{15}{13}=1.15\ \frac{16}{13}=1.23\ \frac{17}{13}=1.30\ \frac{18}{13}=1.38\ \frac{19}{13}=1.44\ \frac{20}{13}=1.53\ \frac{21}{13}=1.61\ \frac{22}{13}=1.69\ \frac{23}{13}=1.77\ \frac{24}{13}=1.84$

$\frac{15}{14}=1.07\ \frac{16}{14}=1.14\ \frac{17}{14}=1.21\ \frac{18}{14}=1.28\ \frac{19}{14}=1.35\ \frac{20}{14}=1.42\ \frac{21}{14}=1.49\ \frac{22}{14}=1.56\ \frac{23}{14}=1.63\ \frac{24}{14}=1.70$

$\frac{16}{15}=1.06\ \frac{17}{15}=1.13\ \frac{18}{15}=1.20\ \frac{19}{15}=1.27\ \frac{20}{15}=1.33\ \frac{21}{15}=1.40\ \frac{22}{15}=1.47\ \frac{23}{15}=1.53\ \frac{24}{15}=1.60$

$\frac{17}{16}=1.06\ \frac{18}{16}=1.12\ \frac{19}{16}=1.19\ \frac{20}{16}=1.25\ \frac{21}{16}=1.31\ \frac{22}{16}=1.37\ \frac{23}{16}=1.44\ \frac{24}{16}=1.50$

$\frac{18}{17}=1.06\ \frac{19}{17}=1.12\ \frac{20}{17}=1.17\ \frac{21}{17}=1.23\ \frac{22}{17}=1.29\ \frac{23}{17}=1.35\ \frac{24}{17}=1.41$

$\frac{19}{18}=1.05\ \frac{20}{18}=1.11\ \frac{21}{18}=1.18\ \frac{22}{18}=1.22\ \frac{23}{18}=1.28\ \frac{24}{18}=1.33$

$\frac{20}{19}=1.05\ \frac{21}{19}=1.10\ \frac{22}{19}=1.16\ \frac{23}{19}=1.21\ \frac{24}{19}=1.26$

$\frac{21}{20}=1.05\ \frac{22}{20}=1.10\ \frac{23}{20}=1.15\ \frac{24}{20}=1.20$

$\frac{22}{21}=1.05\ \frac{23}{21}=1.09\ \frac{24}{21}=1.14$

$\frac{23}{22}=1.05\ \frac{24}{22}=1.09$

$\frac{24}{28}=1.04$

TABLEAU DERMOSCOPIQUE DE L'HYPOSTHÉNIE

$\frac{1}{2}$=0.50	$\frac{1}{3}$=0.33	$\frac{1}{4}$=0.25	$\frac{1}{5}$=0.20	$\frac{1}{6}$=0.16	$\frac{1}{7}$=0.14	$\frac{1}{8}$=0.12	$\frac{1}{9}$=0.11	$\frac{1}{10}$= 0.10	$\frac{1}{11}$= 0.09	$\frac{1}{12}$= 0.08	
	$\frac{2}{3}$=0.66	$\frac{2}{4}$=0.50	$\frac{2}{5}$=0.40	$\frac{2}{6}$=0.33	$\frac{2}{7}$=0.28	$\frac{2}{8}$=0.25	$\frac{2}{9}$=0.22	$\frac{2}{10}$= 0.20	$\frac{2}{11}$= 0.18	$\frac{2}{12}$= 0.17	$\frac{2}{13}$
		$\frac{3}{4}$=0.75	$\frac{3}{5}$=0.60	$\frac{3}{6}$=0.50	$\frac{3}{7}$=0.42	$\frac{3}{8}$=0.37	$\frac{3}{9}$=0.33	$\frac{3}{10}$= 0.30	$\frac{3}{11}$= 0.27	$\frac{3}{12}$= 0.25	$\frac{3}{13}$
			$\frac{4}{5}$=0.80	$\frac{4}{6}$=0.66	$\frac{4}{7}$=0.58	$\frac{4}{8}$=0.50	$\frac{4}{9}$=0.44	$\frac{4}{10}$= 0.40	$\frac{4}{11}$= 0.36	$\frac{4}{12}$= 0.33	$\frac{4}{13}$
				$\frac{5}{6}$=0.83	$\frac{5}{7}$=0.71	$\frac{5}{8}$=0.62	$\frac{5}{9}$=0.55	$\frac{5}{10}$= 0.50	$\frac{5}{11}$= 0.45	$\frac{5}{12}$= 0.41	$\frac{5}{13}$
					$\frac{6}{7}$=0.85	$\frac{6}{8}$=0.75	$\frac{6}{9}$=0.66	$\frac{6}{10}$= 0.60	$\frac{6}{11}$= 0.54	$\frac{6}{12}$= 0.50	$\frac{6}{13}$
						$\frac{7}{8}$=0.87	$\frac{7}{9}$=0.77	$\frac{7}{10}$= 0.70	$\frac{7}{11}$= 0.64	$\frac{7}{12}$= 0.58	$\frac{7}{13}$
							$\frac{8}{9}$=0.88	$\frac{8}{10}$= 0.80	$\frac{8}{11}$= 0.73	$\frac{8}{12}$= 0.66	$\frac{8}{13}$
								$\frac{9}{10}$= 0.90	$\frac{9}{11}$= 0.82	$\frac{9}{12}$= 0.75	$\frac{9}{13}$
									$\frac{10}{11}$= 0.90	$\frac{10}{12}$= 0.83	$\frac{10}{13}$
										$\frac{11}{12}$= 0.91	$\frac{11}{13}$
											$\frac{12}{13}$

OTÉ GAUCHE AVEC HYPERSTHÉNIE DU COTÉ DROIT

$=0.14$

$=0.21 \frac{3}{15}=0.20 \frac{3}{16}=0.19$

$=0.29 \frac{4}{15}=0.26 \frac{4}{16}=0.25 \frac{4}{17}=0.23 \frac{4}{18}=0.22$

$=0.36 \frac{5}{15}=0.33 \frac{5}{16}=0.31 \frac{5}{17}=0.29 \frac{5}{18}=0.28 \frac{5}{19}=0.26 \frac{5}{20}=0.25$

$=0.43 \frac{6}{15}=0.40 \frac{6}{16}=0.37 \frac{6}{17}=0.35 \frac{6}{18}=0.33 \frac{6}{19}=0.31 \frac{6}{20}=0.30 \frac{6}{21}=0.28 \frac{6}{22}=0.27$

$=0.50 \frac{7}{15}=0.46 \frac{7}{16}=0.44 \frac{7}{17}=0.41 \frac{7}{18}=0.38 \frac{7}{19}=0.36 \frac{7}{20}=0.35 \frac{7}{21}=0.33 \frac{7}{22}=0.32 \frac{7}{23}=0.30 \frac{7}{24}=0.20$

$=0.57 \frac{8}{15}=0.53 \frac{8}{16}=0.50 \frac{8}{17}=0.47 \frac{8}{18}=0.44 \frac{8}{19}=0.42 \frac{8}{20}=0.40 \frac{8}{21}=0.38 \frac{8}{22}=0.36 \frac{8}{23}=0.35 \frac{8}{24}=0.33$

$=0.64 \frac{9}{15}=0.60 \frac{9}{16}=0.56 \frac{9}{17}=0.53 \frac{9}{18}=0.50 \frac{9}{19}=0.47 \frac{9}{20}=0.45 \frac{9}{21}=0.43 \frac{9}{22}=0.41 \frac{9}{23}=0.39 \frac{9}{24}=0.37$

$=0.71 \frac{10}{15}=0.66 \frac{10}{16}=0.62 \frac{10}{17}=0.58 \frac{10}{18}=0.55 \frac{10}{19}=0.52 \frac{10}{20}=0.50 \frac{10}{21}=0.47 \frac{10}{22}=0.45 \frac{10}{23}=0.43 \frac{10}{24}=0.41$

$=0.78 \frac{11}{15}=0.73 \frac{11}{16}=0.68 \frac{11}{17}=0.64 \frac{11}{18}=0.61 \frac{11}{19}=0.57 \frac{11}{20}=0.55 \frac{11}{21}=0.52 \frac{11}{22}=0.50 \frac{11}{23}=0.48 \frac{11}{24}=0.45$

$=0.85 \frac{12}{15}=0.80 \frac{12}{16}=0.75 \frac{12}{17}=0.70 \frac{12}{18}=0.66 \frac{12}{19}=0.63 \frac{12}{20}=0.60 \frac{12}{21}=0.57 \frac{12}{22}=0.54 \frac{12}{23}=0.52 \frac{12}{24}=0.50$

$=0.93 \frac{13}{15}=0.86 \frac{13}{16}=0.81 \frac{13}{17}=0.76 \frac{13}{18}=0.72 \frac{13}{19}=0.68 \frac{13}{20}=0.65 \frac{13}{21}=0.61 \frac{13}{22}=0.59 \frac{13}{23}=0.56 \frac{13}{24}=0.54$

$\frac{14}{15}=0.93 \frac{14}{16}=0.87 \frac{14}{17}=0.82 \frac{14}{18}=0.77 \frac{14}{19}=0.73 \frac{14}{20}=0.70 \frac{14}{21}=0.66 \frac{14}{22}=0.64 \frac{14}{23}=0.60 \frac{14}{24}=0.58$

$\frac{15}{16}=0.94 \frac{15}{17}=0.87 \frac{15}{18}=0.83 \frac{15}{19}=0.78 \frac{15}{20}=0.75 \frac{15}{21}=0.74 \frac{15}{22}=0.68 \frac{15}{23}=0.65 \frac{15}{24}=0.62$

$\frac{16}{17}=0.94 \frac{16}{18}=0.88 \frac{16}{19}=0.84 \frac{16}{20}=0.80 \frac{16}{21}=0.76 \frac{16}{22}=0.72 \frac{16}{23}=0.69 \frac{16}{24}=0.66$

$\frac{17}{18}=0.94 \frac{17}{19}=0.89 \frac{17}{20}=0.85 \frac{17}{21}=0.80 \frac{17}{22}=0.77 \frac{17}{23}=0.74 \frac{17}{24}=0.70$

$\frac{18}{19}=0.95 \frac{18}{20}=0.90 \frac{18}{21}=0.85 \frac{18}{22}=0.82 \frac{18}{23}=0.78 \frac{18}{24}=0.75$

$\frac{19}{20}=0.95 \frac{19}{21}=0.91 \frac{19}{22}=0.86 \frac{19}{23}=0.82 \frac{19}{24}=0.79$

$\frac{20}{21}=0.95 \frac{20}{22}=0.90 \frac{20}{23}=0.88 \frac{20}{24}=0.83$

$\frac{21}{22}=0.95 \frac{21}{23}=0.91 \frac{21}{24}=0.87$

$\frac{22}{23}=0.95 \frac{22}{24}=0.91$

$\frac{23}{24}=0.96$

CUSSET. — IMP. ARLOINC ET BOUCHET.

41

BIBLIOTHEQUE NATIONALE DE FRANCE
3 7531 03086849 2

www.ingramcontent.com/pod-product-compliance
Ingram Content Group UK Ltd.
Pitfield, Milton Keynes, MK11 3LW, UK
UKHW021008200726
13857UKWH00004B/1342

9 782012 870437